老年照护系列丛书

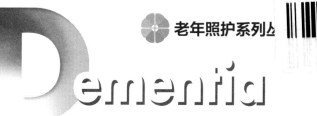

Dementia

认知症照护

基础篇

[日] 本间昭
[日] 崛内蕗　　**编著**
[日] 今井幸充

王鲁宁　　**主审**
解恒革

[日] 世界计划株式会社　**译**

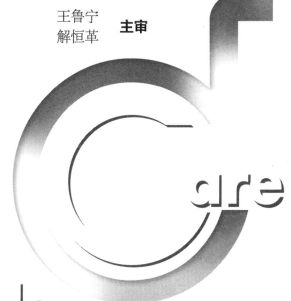

Care

Textbook

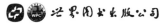

世界图书出版公司

上海·西安·北京·广州

图书在版编目(CIP)数据

认知症照护. 基础篇 /（日）本间昭,（日）堀内蕗,
（日）今井幸充编著；日本世界计划株式会社译. —上
海：上海世界图书出版公司，2022.8
 ISBN 978-7-5192-9451-9

Ⅰ.①认… Ⅱ.①本…②堀…③今…④日… Ⅲ.
①阿尔茨海默病-护理 Ⅳ.①R473.74

中国版本图书馆 CIP 数据核字(2022)第 096853 号

书　　名	认知症照护：基础篇	
	Renzhizheng Zhaohu: Jichupian	
编　　著	[日] 本间昭　[日] 堀内蕗　[日] 今井幸充	
译　　者	[日] 世界计划株式会社	
责任编辑	芮晴舟	
出版发行	上海世界图书出版公司	
地　　址	上海市广中路 88 号 9-10 楼	
邮　　编	200083	
网　　址	http://www.wpcsh.com	
经　　销	新华书店	
印　　刷	杭州锦鸿数码印刷有限公司	
开　　本	890mm×1240mm　1/32	
印　　张	5.125	
字　　数	105 千字	
印　　数	1-2200	
版　　次	2022 年 8 月第 1 版　2022 年 8 月第 1 次印刷	
版权登记	图字 09-2021-1035 号	
书　　号	ISBN 978-7-5192-9451-9/ R·620	
定　　价	80.00 元	

《老年照护系列丛书——认知症照护师篇》
审阅委员会

主审：

王鲁宁　中国老年保健协会阿尔茨海默病分会(ADC)主任委员

　　　　国家老年疾病临床医学研究中心神经病学／神经病理学教授

　　　　解放军总医院神经科主任医师

解恒革　中国老年保健协会阿尔茨海默病分会(ADC)副主任委员兼秘书长

　　　　国家老年疾病临床医学研究中心解放军总医院神经科主任医师

委员：

刘　宇　中国老年保健协会阿尔茨海默病分会(ADC)委员

　　　　北京大学护理学院副教授

张　楠　中国老年保健协会阿尔茨海默病分会(ADC)青年委员会副主任委员

　　　　天津医科大学总医院神经科副主任医师

康丰娟　中国老年保健协会阿尔茨海默病分会(ADC)青年委员

　　　　国家老年疾病临床医学研究中心解放军总医院神经科主管护师

● 推荐序 1

中国已步入老龄化社会,而且成为世界范围内拥有最多认知障碍老年人的国家。这一涉及国计民生的严峻现实,已引起中国政府及相关机构与各社会团体的高度重视。认知障碍老年人多表现为痴呆及精神行为异常,不仅困扰正常家庭生活,甚至引发诸多社会矛盾,因此已成为制约我国生产力发展、羁绊奔向小康社会步伐的重要因素之一。

根据国际医药科技水平的现况,尚不能根治或逆转认知障碍老年人的病患,但如能采取科学的诊断及治疗方法,特别是给予专业的照护及管理措施,则有可能延缓病程的进展,改善患者及家庭的生存状态,进而维系全社会的生活品质。

照护认知障碍老年人是一个漫长而艰巨的系统工程,无论采用何种照护方式,如居家照护、社区照护以及机构照护等,均需要照护者及相关从业人员具备更多的职业素养、照护技能以及护理技巧,因此普及照护护理知识,培养合格的认知障碍老年人照护队伍就成为这一系统工程的关键一环。因为只有通过这些照护者年复一年、日复一日的努力实践,才能使认知障碍老年人以及他们的家庭维持正常及有尊严的生活状态，这对于当今正在快速发展的中国社会尤为重要。

日本先于我国进入老龄化社会，因此对于老年照护护理，特别是对认知障碍老年人的全程管理积累了可借鉴的宝贵经验。2004年日本即出版了《认知症照护标准化教材》，并以此教材对从事认知症医疗、护理、管理等诸多领域从业人士进行培训，特别是让直接从事认知障碍老人照护的护理人员获益匪浅。

本书从基础理论到应用实践，系统介绍了对罹患认知障碍老年人的护理观念、照护方案、实施细则，以及护理治疗评价工具，内容丰富，有很强的实用价值。该套教材不仅在日本，而且在印度尼西亚、菲律宾、中国台湾等地区发行，广受好评。

感谢中国台湾地区的同道们，将此书译为中文版，使之有机会让更多中文读者受益。虽然中国台湾地区的学者在翻译过程中对日文原著中的部分内容进行了修改，以消除语言及文化隔膜，但在大陆地区出版发行前，由于地域不同，文化差异以及传统习俗等迥然，日本健思(GIMS)出版社仍邀请解放军总医院老年神经科解恒革教授及其团队对中文版进一步进行汉字简化及内容修改，使之致臻完善，以便大陆同胞更好地阅读及理解教材内容。解恒革教授目前担任中国老年保健协会老年痴呆及相关疾病专业委员会（Alzheimer disease Chinese，ADC）副主任委员兼秘书长，长期从事认知障碍领域的临床、科研以及科学普及教育工作,其丰富的经验积累将有益于本书在中国大陆的参考与借鉴。

中国老年保健协会老年痴呆及相关疾病专业委员会,是国内最大的、专门从事老年痴呆宣传教育等公益性活动的专家志愿团体,是一个非营利性、非政府的组织,筹建于 1998 年,2002 年经民政部批准为中国老年保健协会的全国性分支机构。系国际阿尔茨海默病协会(Alzheimer's Disease International, ADI)在国内的唯一的正式成员,与 ADI 英文交流时使用 Alzheimer's Disease Chinese,简称 ADC。此次 ADC 推荐引进本书作为认知症照护培训教材参考书,亦是践行总会行动宗旨,即进行认知障碍相关知识的普及教育,进行国内外学术交流,建立高质量认知障碍老年人照护护理及管理队伍,希冀中国广大认知障碍老年人的家庭及其照护者能从本书中汲取经验,增长智慧,受益良多。

中国老年保健协会老年痴呆及相关疾病专业委员会
(Alzheimer disease Chinese,ADC)
主任委员 王鲁宁
2022 年 1 月于北京

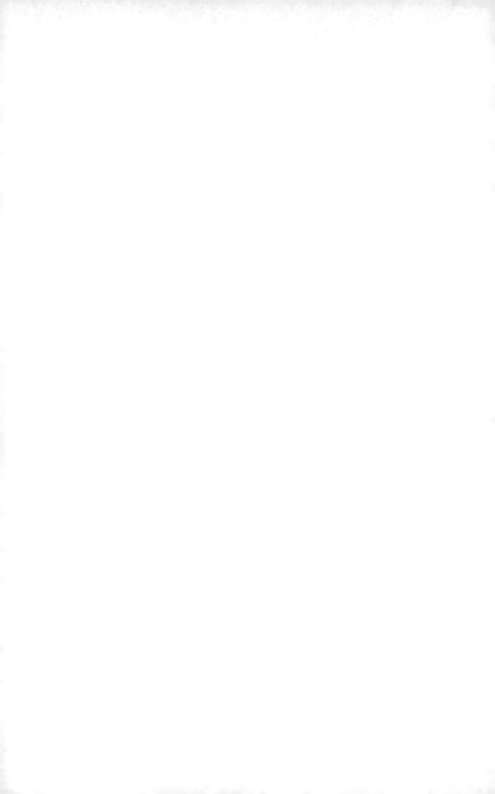

● 推荐序 2

目前全球各个国家都面临着人口老龄化的挑战,我国人口老龄化形势也日趋严峻。随着我国老年人口数量的增加,认知症患者的人数也在不断地增长。我国统计局社会服务发展公报显示,截止到 2015 年底,我国大约有 950 万认知症患者。对认知症患者的护理以及对其家庭的支持,不仅是一个医疗护理问题,同时更是一个值得全社会共同关注的社会问题。

患有认知症后,由于疾病的特殊病理改变,患者的自理能力越来越受到损害,最终完全不能自理,患病全程中都需要他人的照顾。同时又由于认知症患者症状的特殊表现,特别是那些在以往老年疾病中很少见的精神行为问题,给护理人员和非专业照护者带来了更多的照护挑战。目前,我国大部分认知症患者在家庭中接受照护,但同时也有一部分患者由于其他疾病的出现需要治疗而入住医院,或者由于家庭照护资源的缺乏而被送入长期照护机构中。如何为这些在不同照护场所中生活的认知症患者提供科学而有效的护理方法,如何让患者有尊严地走完人生的旅途,如何减少照护者的照护负担,护理人员如何与其他多学科专业人士进行合作以解决照护中的难题,以及如何让社会公众更深入地认识这个疾病进而提升社会对此类患者人群及家庭的支持度都是我们目前需要迫切探讨的问题!

非常荣幸有机会接触到这套有关认知症照护的丛书并进行了部分内容的审校。在仔细阅读过程中,越来越喜欢这套丛书的内容。它的内容设计得系统周全,从认知症的基础信息开始介绍,逐渐引入总体照护原则和方法,再到具体的照护细节。全书不仅有对科学知识和研究发现的汇总提炼,也有来自实践案例的经验分享,让读者在阅读本书时能真切体会到在护理认知症患者的过程中可能会面临的各种挑战以及可以采取的有针对性的应对方法。全书特别强调对认知症患者的照护是一个"全人的照护""以人为中心的护理",这也是当今世界护理界所提倡的核心护理理念。此外,本书还专门有一节从认知症患者的独特视角来分享他们患病后的体验,使得照护者和社会人士能更深刻地体会到认知症给患者及其家庭带来的难以想象的痛苦,引发进一步的思考,即什么样的照护内容才是患者期望得到的。这套丛书同时也教授给专业的护理人员和相关的非专业照护者在面对认知症动态变化的病情和表现时,如何可以持续不断地使用"评估—诊断—计划—实施—评价"这一行动流程去分析解决问题,同时通过加强多学科的合作,以有效地帮助认知症患者有尊严地、减少痛苦地走完人生的旅程！

希望本套丛书可以让更多的专业护理人员、非专业的照护人员、其他专业人士以及社会公众都能从中受益，让大家能从浅显易懂但又科学丰富的语言和实例中深入了解认知症这一疾病的特点和症状表现的独特性，掌握相应的科学应对知识和技能，和认知症患者的家属一起不断尝试改善护理方法，最终提升认知症患者的照护质量和生活质量！

北京大学护理学院副教授　刘宇

2022 年 1 月

目　录

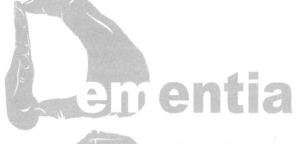

第一章

认知症照护的
理念

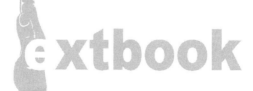

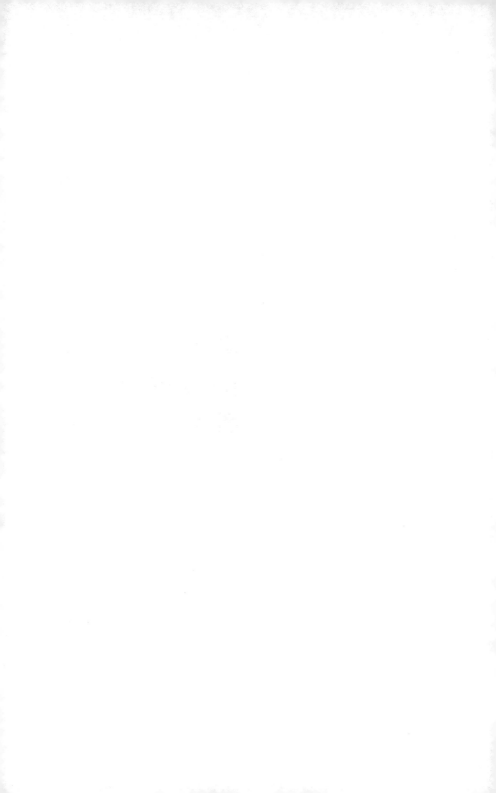

第一节 认知症照护的理念为何重要

以往的认知症照护,由于不能善加理解认知症患者的特性与心理,往往是抱持着"年老体衰的人好可怜",或者"要感谢他们长年为社会所做的贡献"的心态从事的"同情式照护"。又或者,是针对认知症患者常见的游走或攻击行动等设法处理的"应对型照护"。简单来说,过去的照护工作,主要依赖经验的累积。这些固然是基本且必要的照护工作,对日常照护来说也的确弥足珍贵,但如果照护工作永远停留在这个范围内,那照护行为就只能对彼时、彼地、特定状况的特定对象有帮助,既不容易将经验技巧传达给其他的照护者或相关人员,也缺乏客观性,不易流传普及[1]。因此,今后追求的将是能够广为普及的一般照护技巧,并且将来能够累积成标准化的照护模式。

不过,最近与认知症照护相关的理念发展真是突飞猛进;更值得瞩目的是,这些步调飞快的理念进展大部分都源于照护现场的经验。就像许多前人向我们指出的,认知症照护的理念,往往会成为认知症照护的基石。

古人说"画龙需点睛"。不管有多气派的照护服务机构,或者是运用多么先进的照护技巧,如果中心思想或方针不明确的话,一切也就失去了意义。"认知症照护的理念"就是中心思想,而这样的理念并不专属于权威的专家。最重要的,是要看理念如何在照护现场实际实行。以下将介绍几种照护理念的模式。

第二节　合情合理的照护

日本的认知症照护先锋室伏君士，曾一再提倡应依据认知症患者的特性来进行照护。室伏多年在熊本担任国立菊地医院的院长，是少数为认知症临床照护奋力不懈的精神科医师之一。他对认知症患者抱持着"不要问什么是认知症疾病，而是要问什么是认知症老年人的表现。如此就可发现他们遭逢记忆的障碍，却依旧努力生活的身影"的看法。他还认为照护就是"得知老年人的心思方向（态度），顺着方向，协助老年人过想要的生活"。简单来说，最重要的原则是要帮助罹患认知症的老年人解决未来生活中的不安。室伏表示"给予老年人适合的状况，或者是能让他们安心的人或场地，他们潜藏的优点就会释放出来，自动自发地展现意外中学到的能力。以此为核心，立定方向使其发展，就能得到更多方面的益处。从长期眼光来看，如此可以抑制或延迟认知症的进展，有时甚至可以达到记忆改善的目的"[2]。

第三节　全 人 照 护

所谓全人照护（Person-centered Care），不是以疾病或症状为关注的对象，而是以生活的个人为对象的照护行为；选择照护内容时不根据服务提供者的立场，而是以使用者为中心来选择照护方案。这项概念是由英国心理学学者汤姆·金伍德（Tom Kitwood）（1997）[3]的布拉德福德痴呆组（Bradford Dementia Group）所提倡，注重与认知症患者确实接触与沟通。汤姆·金伍德以照护现场的经验为基础，建构了Personhood（性格、个人特质）的概念，简单来说，这项概念注重的是个人尊严。从表面上来看，令人联想起由美国心理学学者Rogers提倡的，强调以患者为中心的照护Person-centered counseling（人本咨询心理治疗方式）。

目前在医疗界中，也提倡起以患者为中心的医疗服务，商业界也称颂以顾客为中心的思想。不过提倡对认知症患者提供全人照护，还是有相当大的意义。Personhood这个名词，带有尊重患者个性的含义。一般在了解患者个性时，容易根据外观差异、性格或生活史的不同等相对容易掌握的项目将就完成。实际上，个人性格的根源，在于使个人产生特征的精神性层面。在个人生命的过程中，随之表现或接受的精神独创性，才是真正的Personhood。

得了认知症的人一样拥有独特的自我，带着个人的风格、独特的个性活着。Personhood就是每个人心灵中存在的基础姿态，能酝酿出个人的风格，也与个人的尊严息息相关。只有以个人风格为中心的照护，才是能够维系人的尊严的照护。那些受到以个人风格为中心的照护的认知症患者，会是什么样的心情呢？金伍德曾撰述过下列理想内容：

　　　"当我走着，可以看到一些人。其中有几个人亲切地迎接我，真让人开心。有个人对我来说好特别。她那么温和又亲切，十分地了解我。说不定她就是我的母亲。总而言之，这里只要我期望，就有人会温柔地对待我，当我想要静一静时，也能够一个人独处。这里是我的栖身之处。而且身边有好多很棒的人，就像真的家人一样。

在这里的工作，是我从事过的最好的工作。时间有弹性，工作又快乐，可以按照自己的步调进行。想休息时随时都可以休息。偶尔会有个亲切的男人来见我，不可思议的是，他的名字和我丈夫的一样。似乎他需要我，而且和我一起时会觉得快乐。我也觉得和他在一起很快乐，跟他在一起时心情会轻松得超乎想象。

当我走过镜子前面时，会看见一个上了年纪的人。这是我的祖母吗？还是住在隔壁的老婆婆呢？啊～我有点累了，坐着休息吧。一坐下，就感到一阵寒意，胃部觉得很沉重。啊～我又觉得很难受了。好可怕。在我觉得想哭的时候，那个像是母亲的人走过来坐在我身边。她伸手握着我的手。和她说话以后，那种不愉快的恐怖感觉就像雾气消散一样不见了。我又感受到那种晴天时身处在快乐庭园中的感觉了。"

金伍德以全人照护和以往以医学理论应对为基础的"旧文化"相比对，将全人照护定位为崭新的照护文化，并简称为"新文化"。"旧文化"认为，原发性认知症（例如阿尔茨海默病）是脑部的退化性疾病造成的，照护工作的目的着重在帮助患者维持卫生状况、饮食摄取、排泄等生理需求层面。相对的，"新文化"则认为认知症是一种记忆与情感的障碍；而认知症照护，是帮助患者得以维持独特人格特质的全人照护方式，卫生、饮食、排泄等生理需求照护只是其中一小部分而已。"旧文化"讲究的，是如何顺利又有效率地应对认知症患者的行为与精神症状（Behavioral Psychological Syndrome of Dementia, BPSD）；"新文化"则认为BPSD是认知症患者试图传达自主意识的行为，会先设法理解患者的意图后，才展开照护工作。

第四节　注重生命故事的照护

在广受儿童欢迎的小熊维尼故事中，有这么一段：

"有一天，小熊维尼没有事情要做，正想找事情打发时间。后来他想到，不知道小猪今天在做什么，于是他往小猪的家走过去。维尼啪、啪地踩着白色的山路出门时，天上还飘着雪。所以他一边想，一边说：'现在小猪应该坐在火炉边，用火炉烤脚取暖呢。'可是没有想到小猪家的大门竟然是开的，探头往里面看，也看不到小猪的人影"。

上面这段故事，被引用在《叙事医学》（*Narrative-based medicine*）（T.格林哈尔希、B.赫尔维茨编）这本书的开头。阅读这段文章可以发现，里面首先有个故事，之后按照时间顺序一一叙述发生过的事情，最后叙述结尾。而故事以出场的个人（在文章中是维尼熊）为主体，不只叙述主角做过哪些事情，还仔细地叙述主角心中有什么感受。另外，在故事中，有让人期待接下来会发生什么事情的趣味性。也就是说，故事传达给人的，其实不只是"和出场人物相关的知识"而已，而是透过出场人物感受到的活生生的体验。从故事的角度来看，最重要的是，每个人都活在自己的"故事"里面，就连"疾病"也是故事的一部分。叙事医学的概念，和注重医疗服务标准化与效率的，最近盛行的循证医学（evidence-based medicine）并驾齐驱。这种概念提倡的是，要先充分理解患者个人的痛苦与生活体验之后，才以生命故事为依据开始提供医疗服务。包括认知症患者在内，在对需照护的患者提供照护时，若能在以实际状况和客观因素为根据提供照护的同时，也能尊重个别患者的生命故事，就能提升照护的品质。尤其认知症患者由于认知能力衰退，鲜有能力表达自身的痛苦与需求。这项原因使得照护者与患者无法充分对谈，造成照护的困难。然而，现在由于认知症诊断技巧进步，使得症状能早期诊断，有些患者也能在罹病初期表达自己的想法，以及想要受到的服务等内容。这项因素，对认知症照护学造成了相当大的冲击。后面将介绍相关案例。

第五节　认知症患者的内在体验

黛安娜 D. F. 麦克葛文（1993）[4] 是住在美国奥兰多的认知症患者，她在 53 岁时被诊断出患有阿尔茨海默病。事后她描述自己的内心体验时说"好像手中掌握的一切，会渐渐地滑落丧失"。而对于照护，她表示"认知症患者需求的是一双能牵引的手、愿意提供照护的温暖的心，当自己已经无力思考时,愿意为自己思考。还有看着自己在阿尔茨海默病这座迷宫中游荡,愿意在充满危险的转角、曲折路线的生命旅途,在一旁守望"。

拉莉·萝丝(1998)[5]在五十四岁时发现阿尔茨海默病。五十八岁时她写了《我的家在哪里?》一书,描述自己无法独自到达以往度假用的私人别墅,还有已经拥有昂贵的凯迪拉克汽车,却又出资买车的经验。"发现心中的黑暗缓缓地、渐渐地扩大,是一种很痛苦的经历。我知道我正在从陡峭的斜坡上滑落。这感觉就好像一个人走在悬崖峭壁上。"

不过她在书中也有如此表示,"自从我得了阿尔茨海默病以后,人生起了很大的变化。我开始对人与鸟兽等生物抱持慈悲怜悯的心",以及"没有信仰、没有与神的对话,我会连一天都活不下去"。从这些记述中可以得知,尽管她正渐渐失去自我,却依旧维持极高的精神独立性。

另外,克莉丝汀·波登[6]在《我会变成谁?》(2003)这本书中记述,当时她是澳大利亚政府的高官,领导 30 名部下,工作也得到众人的高度评价。然而,当她被诊断为阿尔茨海默病,受医师劝告必须辞去有责任的工作时,心中感到冲击。同时也觉得周边的人急速地离去,心里有孤立感。此外,书中也描述了她努力设法想要赶上周遭人群生活的过程。"我会尽我的全力,然后稍作休息。只要我不觉得疲倦就没有事,这时我几乎可以说是个正常人。可是我的心中却觉得,自己好像用脚尖贴在悬崖上一样,要停留在那边需要非常大的努力。""我曾经拥有惊人的记忆力,智商(intelligence quotient,IQ)据说为 150～200,如今却听不懂别人话中的逻辑。不论我做多大的努力，事物和言词都会立刻从我的意识中消失。我的头脑就像个筛子一样，不断地漏失东西。"书中还写道，她的心中有着大片的空白，在空白区块里记不住任何事物。另外，在迷路时，或遇到困扰时，她连向旁人求助的想法都无法产生；在遇到危险状况时，连最简单的逃生方法都想不到。

她时常以讲师身份出席国际阿尔茨海默病会议，也曾受聘到日本举办演讲。她曾在 NHK 的电视节目中登台，讲述自己的经验与对照护的期望，"请放慢你的速度，看着我的眼睛说话。请理解我们的想法，改变照护的环境"。

她的丈夫保罗也曾对外讲述过照护的方法。在照护克莉丝汀时，不是以给予照护的照护赐予者身份，而是以伴侣的身份，身为照护伙伴，一同生活并提供照护。

第六节　对认知症患者的综合理解

上述认知症照护的理念，都拥有同样的意义，只是表达方式各有不同。在此要特别指明，要在照护中实践理念时，重要的是要能够正确地理解认知症患者。从医学角度掌握认知症患者，或者从心理学的观点理解患者，固然是重要的事情，但需要强调的是，认知症患者同样还是活生生的人，我们必须以全人的角度，理解认知症患者在生活过程中会有什么样的体验，并做出全面性的应对。

认知症患者由于具备特有的认知障碍，会感受到不安、紧张、忧郁、焦躁、悲伤、兴奋等感情。但如果能在稳定的状况下，准备好容易适应周遭环境的条件，就能使患者心情稳定，感受到喜悦和快乐。这种感情与心情的心灵世界，与常人的世界是互相连通的。从旁观者的角度，是无法窥见认知症患者内心的，唯有成为共同生活的伙伴，以及成为知心好友的时候，才能听到他们的真心话。

　　一个健全的成年人，尽管身体、精神、生活的世界会互相影响，但还是可以个别控制各个领域。例如，当感冒造成身体不适时，心灵层面可以保守住固定的领域，对一般的社会生活不会造成太大的影响。可是对老年人来说，身心的关系会更加密切。感冒不仅是感冒，还会造成气力衰退，引发忧郁症状，对日常生活也会造成影响。对身体虚弱需要照护的老年人来说，这三者间的关系会更加密切。

　　最近，小泽[7]依据自身的临床经验，详细描述了认知症患者生活中的不自由。尤其是认知症患者因为身体、精神以及生活世界的关联更密切，精神的动摇便很容易造成身体不适。而一旦身体不适，立刻也会造成精神动摇，进入不安或恐慌状态。另外，周遭环境的细微变化，也会导致身心不适或动摇。相反，若是照护环境能满足患者需求，就能使身心状况稳定。在生活环境方面，建筑设计等硬件层面的变化值得我们特别关注。例如有报告指出，在小规模的团体家屋和新的特别养护老人之家中，小规模单位式照顾明显提升了认知症照护的品质。

　　小宫[8]在采访后提出报告，描述在团体家屋环境中认知症患者自在生活的模样。简单来说，认知症患者期望的是全面性、包容性，顾及心理、身体与生活环境的照护。

参考文献

[1] 长谷川和夫：认知症照护的新路程.日本认知症照护学会志,1(1)：37–44 (2002)

[2] 室伏君士编：对认知症老年人的理解与照护.金刚出版,东京(1985)

[3] Kitwood T：Dementia reconsidered. The person comes first. Open University Press, Maidenhead(1997)

[4] 麦克葛文 DF(中村洋子译)：在我毁坏的瞬间.DHC 出版,东京(1993)

[5] 萝丝 R(梅田达夫译)：我的家在那里.DHC 出版,东京(1998)

[6] 波登 C(桧垣阳子译)：我会变成谁?.Creates Kamokawa(2003)

[7] 小泽勲：与认知症一起活着.岩波新书,东京(2003)

[8] 小宫英美：认知症老年人照护.中央公论新书社,东京(2002)

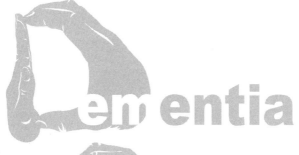

第二章

认知症的现况

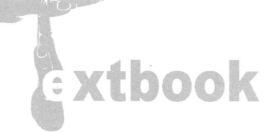

第一节 首先必须认知"认知症" 是一种综合征

目前,日本大约每 5 人中就有 1 人是 65 岁以上的老年人,其中每 13~14 人中就有 1 人患有认知症。以户口来说,65 岁以上老年人平均每 6~7 户就有 1 人,可见认知症是极为常见的疾病。据调查日本全国有 160 万～170 万人罹患认知症,而当 2015 年,所谓战后婴儿潮世代全部成为老年人时,预计患者约有 300 万人[1](图 2 - 1)。然而,日本国民对于认知症的认识不够充分。根据最近一项以 20 岁以上一般居民为对象,在仙台、东京、大阪举行的"对于认知症的认识调查"指

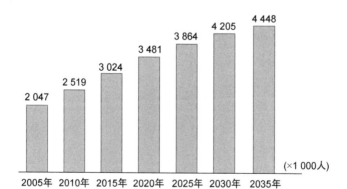

图 2 - 1 专家依据流行病学调查结果对日本认知症老年人人数的预估

资料来源: 粟田主一、赤羽隆树、印部亮助、鹈饲克行等,精神科急救医疗,针对身体疾病及认知症并发症病例应对之相关研究。平成 2019 年度日本厚生劳动省科学研究费补助金心理健康科学研究事业综合、分担研究报告书,2008,135 – 156.

出，能理解认知症是一种疾病的人，平均每 2 人中只有 1 人。而对于 65 岁以上最常见的认知症原因是阿尔茨海默病（Dementia of the Alzheimer's type，DAT），知道症状的人还不足 20%[2]。

虽然这项认识调查并非以保健、医疗、社福相关人员为对象，但从调查结果可见，现状并不令人满意。我们一再强调，认知症是由许多种原因引发的疾病，阿尔茨海默病则是 65 岁以上长者最常见的病症。

我们必须具有共同认知，认知症这种疾病目前已经可以经由药物治疗得到改善或减缓。老化确实是阿尔茨海默病的最大危险因子，但疾病并非单纯由老化引起。一旦患上这种疾病，除了接受照护之外别无方法的想法也是错误的。最近有欧美学者依据 39 份文献，研究分析了 5 620 名认知症患者的病因[3]后指出，阿尔茨海默病虽然占 56.3%，超出半数以上，不过仍然有 9% 是阿尔茨海默病以外的可治疗原因（图 2-2）。虽然这项比例并不高，但就算 10 人里只有 1 人可以痊愈，能尽早发现病因也具有相当大的意义。认知症相关照护人员与家属均处在能够早期发现征兆的位置。因此，能否对认知症症状有相当的敏锐观察，而有助于早期发现认知症将受到众人期待。

第二节　认知症患者需要照护的判定

利用认知症老年人日常生活自立度判定基准（表 2-1），

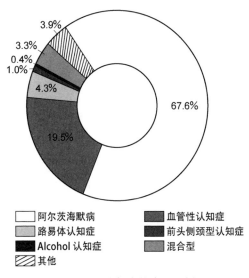

图 2-2　认知症的病因比例

资料来源：日本厚生劳动省老健局（2013）

汇整认知症患者居所之后，就成为表 2-2[4]。须注意这项自立度判定不能完全取代医疗上的专业诊断，也无法全面反映认知症的症状轻重程度。此外，这里使用的自立度资料，并非记载在主治医师意见书上的资料。因此，这是一项很笼统的标准。但由于没有其他适当标准，只好在此引用。①

　　假设判断生活自立度Ⅱ以上的人是认知症患者，则人数约为 150 万人，低于大家的预估。虽然缺乏具体数字，但若以

---

① 目前国内医疗领域用来筛检与诊断认知症问题的是"简易精神状态评估量表（Mini-Mental Status Examination，MMSE）"，评估严重度及需照护程度的是"临床认知障碍评定量表（Clinical Dementia Rating scale，CDR）"，详述于本系列教科书《认知症照护：实践篇（上）》第四章。

表 2-1　认知症老年人日常生活自立度判定基准

分　级	判　断　基　准	可见症状、行动范例
I	罹患认知症，但于家庭及社会之日常生活可接近完全独立	
II	有少许妨碍日常生活的症状、行动或部分沟通障碍，在旁人部分协助下可以独立生活	
IIa	在家庭外有上述II状态	时常迷路，或者在购物和事务、金钱管理等以往习惯的事情上开始出错
IIb	在家庭内有上述II状态	无法管理服药，无法拨打或回应电话，与人应对出现问题，不能一个人看家
III	有妨碍日常生活的症状、行动或沟通困难，需要相当程度的照护	
IIIa	以日间为主有上述III的状态	更衣、用餐、排便、排尿不顺利或费时，喜欢抓到东西就往嘴里放、四处捡拾物品、游走、失禁、高声喊叫、怪叫、玩火、不洁行为、性方面的异常行为等
IIIb	以夜间为主有上述III的状态	与分级IIIa相同
IV	频繁出现妨碍日常生活的症状、行动或难以沟通意思，随时需要照护	与分级III相同
M	有明显精神症状或周边症状抑或有重度身体疾病，需要专业医疗介入	持续有谵妄、妄想、亢奋、自残、伤人等精神症状或起因于精神症状的问题行动等

（依据 2006 年 4 月 3 日老发第 0403003 号关于《"认知症老年人日常生活自立度判定基准"之运用》部分修订）

（续表）

判定时的注意事项
原则上居家生活，可以应付在家独处状况。可通过实施咨询、指导等，设法改善症状或阻止恶化
原则上居家生活，可能遇到无法在家独处的情形。可利用日间居家照护服务，协助与支持居家生活并设法改善症状或阻止恶化
对日常生活造成妨碍的行动或沟通的困难较等级Ⅱ严重，是需要相当程度照护的状态。症状、行为异常发生的频率与严重度会因涉及种类而异，不能单以发生次数一概而论，但并非必须需要时刻随侍在旁的状态。原则上可以居家生活，但难以个人独处。包括夜间在内，必须利用居家服务，或者需要其他专职人员协助在家照护。搭配以上服务种类，应对在家的需求
必须随时有人看守的状态。症状、行动和等级Ⅲ相同，差异在于频率不同。随家属照顾能力等居家基础环境的强弱，判断是利用居家服务维持在家生活，还是选择转入特别养护老年人之家、老年人保健机构等。若选择机构服务，则要依照机构特性选择
被判定为等级Ⅰ～Ⅳ的老年人中，有可能必须在精神专科医院或有认知症专门病房的老人保健机构等接受治疗，也有可能有重度身体疾病，需要到具有高龄专科的医院接受治疗。有必要劝导患者至专门医疗机构就诊

表 2-2　判定需照护(协助)者中认知症老年患者预估* 不同生活
自立度老年患者的照护地点所在(单位：万人)

	被判定需照护者	判定申请时所在					
		居家	特定设施	护理院	介护老人福利院	介护老人养老院	医疗机关
生活自立度Ⅱ以上	280	140	10	14	41	36	38

＊2010 年 9 月底
资料来源：日本厚生劳动省老健局：行政说明资料。

生活自立度Ⅰ以上为认知症，则应该会超出大家的预估数字。
生活自立度判定基准，虽然是以医学诊断为认知症的对象作
为规划、记载的依据，但"Ⅱ以上"只是一个暂定的基准。实际
的患者应该会介于Ⅰ以上和Ⅱ以上的中间。

　　总而言之，认知症老年人生活自立度Ⅱ以上者有 49.0%
在家中照顾；而不论昼夜、有任何认知症的行为与精神症状
(behavioral and psychological symptoms of dementia,
BPSD)、生活自立度Ⅲ以上者，则有 35.4%在家中照顾，即每 3
人里就有 1 人在家接受照护。但是目前缺乏认知症患者居家
生活照护者的资料统计，也缺乏患者中有多少家庭是单身老
年人或仅有高龄配偶或亲友提供照顾的统计数字。

　　表 2-3 是预估今后在被判定需照护者之中，认知症患者
将增加多少人数的结果[4]。在这个时候，居家接受照护的老
年人比例没有大幅变化的可能性。由此可知政府必须采取某
些措施，协助他们的居家生活。2007 年 11 月份照护保险事业
状况报告(暂定)指出，被判定需照护(需协助)者人数约有 450

万人，因此推测认知症患者约为 220 万人。

表2-3　日本被判定需照护者中认知症老年人预估人数
（单位：万人）

公元	2002	2005	2010	2015	2020	2025	2030	2035	2040	2045
自立度 Ⅱ以上	149 (6.3)	169 (6.7)	208 (7.2)	250 (7.6)	289 (8.4)	323 (9.3)	353 (10.2)	376 (10.7)	385 (10.6)	378 (10.4)
自立度 Ⅲ以上	79 (3.4)	90 (3.6)	111 (3.9)	135 (4.1)	157 (4.5)	176 (5.1)	192 (5.5)	205 (5.8)	212 (5.8)	208 (5.7)

注：括号内为 65 岁以上人口所占百分比

参考文献

[1] 粟田主一、赤羽隆树、印部亮助、鹈饲克行、其他：精神科急救医疗，针对身体疾病及认知症并发症病例应对之相关研究。平成 19 年度厚生劳动省科学研究费补助金心理健康科学研究事业综合、分担研究报告书，135 - 156（2008）

[2] 本间昭：以地区居民为对象之老年认知症相关意识调查.老年社会科学，23：340 - 351（2001）

[3] Clarfield AM：The decreasing prevalence of reversible dementias. An updated meta-analysis. Arch Intern Med, 163：2219 - 2229（2003）

[4] 老年人照护研究会：2015 年的老年人照护：为确立维系老年人尊严之照护。老年人照护研究会报告书，法研，东京（2003）

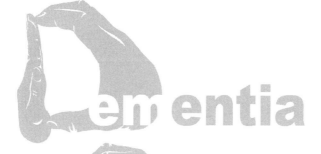

第三章

认知症的
医学特征

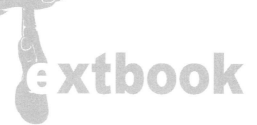

第一节 什么是认知症

一、认知症的定义与患病率

依据美国精神医学会精神障碍统计诊断手册第 5 版（Diagnostic and Statistical Manual of Mental Disorders，DSM－5/2013）的标准来定义，所谓认知症［原"Dementia"更名为"Major Neurocognitive-Disorder（重度神经认知障碍）"］，包括注意力、执行功能、学习与记忆力、语言（会话）、日常生活功能（Activities of Daily Living，ADL）、理解他人心情或想法的社交认知等功能之中，至少有一种比以往衰退，且日常生活的独立性亦有衰退的状态[1]。

2010 年时，估计日本的认知症患病率约为 15 ％（95％可信区间为 12％～17％），推算认知症患者约为 439 万人（95％可信区间为 350 万～497 万人）[2]。相对的，依据日本内阁厚生劳动省估计，认知症老年患者中日常生活自立度Ⅱ以上的有照护需求者约为 280 万人[3]。

二、认知症的原因

有许多种疾病会造成认知症（表 3－1），阿尔茨海默病（Alzheimer's disease，AD）比例最高，占半数以上，其次是血管性认知症（Vascular dementia，VaD）和路易体认知症（Dementia with Lewy Bodies，DLB）。在早发性认知症（未满65 岁发病）中，世界各国以阿尔茨海默病占最大比例，其次为血管性认知症、路易体认知症、额颞叶认知症（Fronto-temporal dementia，FTD）[4]。在上述疾病中，阿尔茨海默病、路易体认知症、额颞叶认知症起因于神经蛋白质异常积聚所造成的脑部功能障碍。积聚的成分有：① 阿尔茨海默病的老化斑块（淀粉样蛋白）与神经原纤维缠结（Tau 蛋白）；② 额颞叶认知症的皮克体（Pick bodies）；③ DLB 的路易体（名为 Alpha-synuclein 蛋白质）。由于在脑部累积的位置不同，造成的症状也各不相同。

表 3–1　引发认知症的代表性疾病

● 阿尔茨海默病	● 进行性核上性麻痹
● 路易体认知症	● 皮质基底节变性
（认知障碍且合并帕金森综合征）	● 亨廷顿病（舞蹈症）
● 额颞叶认知症	● 嗜银颗粒型认知症
● 血管性认知症	● 边缘系统（limbic system）
● 头部外伤	神经元纤维缠结型认知症

　　血管性认知症多半起因于脑梗死或脑出血。不过，即使是大面积的脑梗死，也可能由于影响部位不同而不引发认知症。不过，若大范围发生多发性的腔隙性脑梗死，则有可能造成认知症发生。

　　其他可能造成认知症的疾病如表 3–1 所示。进行性核上性麻痹（Progressive supranuclear palsy）主要会造成基底核及脑干的障碍，造成频繁跌倒（未以手臂保护身体，毫无防备的跌倒）、眼球无法向下注视（不易感测下方物品存在）、构音障碍（说话困难）、吞咽障碍等症状。皮质基底节变性，会产生大脑皮质障碍及类帕金森症状。在疾病初期时会觉得手脚不听使唤、动作迟缓，疾病后期会容易发生跌倒意外。亨廷顿病

(舞蹈症,Huntington's disease)是遗传性疾病,患者会持续做出非自发性肢体动作,例如手舞足蹈、颈部不自主扭动、脸部表情变化、吐舌头等动作。嗜银颗粒型认知症和边缘系统(Limbic system)神经原纤维缠结型认知症的"知名度"较低,尚未有确切的临床诊断标准,目前已知的是与阿尔茨海默病相较之下,脑部的病理学变化较轻微,疾病进展也较为缓慢。

第二节　认知症的开端与早期介入的必要性

一、认知症的开端

以阿尔茨海默病来说,早在出现可察觉症状的十多年前,大脑内部就已经开始出现细微变化,而且大多在患者到医疗机构就诊的前几年,家属就已经察觉到患者的可疑变化了。只不过家属在察觉异状时,未必会怀疑是认知症造成的。家属常会察觉的患者日常生活变化如表3-2所示[5]。

表3-2　家属察觉的认知症早期症状

1. 遗失物品或忘记东西收在哪里的次数开始变多(46.7%)
2. 重复说同样的话语、问相同的问题(26.7%)
3. 想不起来物品的名称(18.3%)
4. 忘记关闭水龙头或煤气开关(10.0%)
5. 对时间或场地的感觉开始不明确(6.7%)
6. 失去以往对于一般事物的兴趣或关心(5.0%)
7. 计算错误的次数变多(1.7%)
8. 停止日常执行的工作,如逛街、购物(1.7%)
9. 其他(70.0%)

资料来源:新潟县糸鱼川市健康增进课,东京慈惠医科大学精神医学讲座:平成16年度老年人身心健康调查报告书(2006)。

当发现上述变化后,警觉性高的患者会在1~2年内至医疗机构就诊,但也常见有拖延数年才就诊的。当然也有一方面怀疑是认知症,另一方面又对到医疗机构就诊感到犹豫的例子,常见理由见表3-3[6]。也有在家属犹豫不决时,由医疗机构主动发现如表3-4所列的各项特征,因而主动协助诊断的案例[7]。

表3-3　怀疑有认知症时,对就诊感到犹豫的
理由(对自己或家人)

1. 可能不是认知症	5. 不知道要去哪家医院就诊
2. 会伤害患者的自尊心	6. 认为认知症是绝症
3. 认知症不是疾病,是自然老化	7. 害怕被诊断为认知症而受到歧视或误解
4. 若不引发问题就不会有人关心	

无论怀疑自己或家属有认知症时,对就诊感到犹豫的理由大致相同。第2项为怀疑家属有认知症时的理由。

资料来源:品川俊一郎,中山和彦.对认知症患者早期就诊、介入障碍之相关原因检讨;对一般民众、家庭医师、照护协助专门人员的问卷调查结果.老年精神医学杂志,2007,18(11):1224-1233.

表3-4　医疗机构主动发现认知症的常见状况

- 无法自行管理服药时间与次数
- 弄错应复诊的日子
- 对话内容答非所问
- 缴费金额总是记错
- 缴费过程不顺利
- (对于服药与症状等)一再重复同样的问题
- 忘记自己有叫出租车
- 误穿他人的鞋子回家的次数增多
- 穿着不合体的服装前往门诊(过度打扮或者衣衫不整)

资料来源:日本认知症照护学会监修:社区之认知症应对实践讲座 I.第3版,特定非营利活动法人老年人医疗研究机构,东京(2006)。

二、认知症早期介入的必要性

由于大多数认知症疾病无法治愈,理想状态下应该尽早

医疗介入，以减缓病程进展。而且某些引发认知症症状的疾病(约占 10%)有可能部分或者完全恢复，因此如何早期诊断并给予治疗也是相当重要的。会引发认知症症状的疾病如表3-5所示。此外，若能早期诊断，也就能将患者的个人意愿反映在往后对医疗、社会福利服务的应用上；更进一步讲，患者本人和家属、照护者，也能因此确保有相当充裕的时间思考，为将来如何应对认知症状的进展做好心理准备及具体的应对措施。早期介入的优点见表3-6。

表3-5　会引发认知症状的疾病

- 脑肿瘤
- 正常颅压性脑积水
- 内分泌系统(激素)异常：甲状腺、脑垂体、肾上腺、甲状旁腺等问题
- 营养缺乏性疾病：维生素 B_{12} 缺乏、叶酸缺乏
- 感染：艾滋病、海绵状脑病(人类的疯牛病)、脑炎、脑脊髓膜炎、神经梅毒
- 慢性器官功能衰退：肾、肝、心、呼吸器官疾病
- 酒精成瘾症：魏尼克氏症(Wernicke-Korsakoff syndrome)、癞皮病(Pellagra)等
- 药物中毒：化疗药剂、抗精神病药剂、抗生素、抗癫痫药物、重金属等
- 代谢性疾病：反复性低血糖
- 脑部缺氧、低氧血症：如慢性贫血、一氧化碳中毒
- 自身免疫性疾病：多发性硬化、贝赫切特综合征(Behcet's syndrome)、干燥综合征等

大多数疾病可通过治疗减轻症状，某些疾病有可能完全康复

表3-6　对认知症患者早期协助诊断的理由

- 因为引发认知症状的疾病有可能治疗※
- 因为阿尔茨海默病无法治愈但可以减缓病程进展
- 因为可将患者本人的意愿反映于医疗、社会福利服务的应用上
- 顾及将来，可做好心理准备(本人、家属、照护者)
- 能以各种方式设法预防与治疗并发症(本人、家属、照护者)

※慢性硬膜下血肿、脑瘤、脑脓肿、正常颅压性脑积水、维生素缺乏症等

三、认知症的诊断

认知症的诊断标准，除了 DSM－5 之外，目前还有世界卫生组织（WHO）的国际疾病分类诊断第 10 版（International Classification of Disease－10，ICD－10）[8]、美国国家老年研究机构——阿尔茨海默病工作小组（National Institute on Aging-Alzheimer's Association workgroups，NIA-AA）[9] 等准则。而在诊断时，为了初步评估认知功能障碍，可使用简易精神状态量表（Mini-Mental State Examination，MMSE）[11] 或修订长谷川式简易心智评估量表（HDS-R）[10] 等筛检测验。若要评估病情严重程度，可以使用临床认知障碍量表（Clinical Dementia Rating，CDR）[13] 或认知症功能评估（Functional Assessment Staging，FAST）[12]，以及其他日常活动功能量表等。

第三节　疾病的特征与症状

一、阿尔茨海默病

（一）阿尔茨海默病的特征与症状分类

阿尔茨海默病的发展特征为：① 不知不觉间开始，且病程进展缓慢。因此，周遭人员难以察觉症状究竟是从什么时候开始出现的。② 随着病情发展，各种认知功能会呈现逐步衰退状况，尤其是学习与记忆能力的衰退格外明显。学习与记忆都是一种接纳新事物的能力。这种缓慢但确实进行的能力障碍又称作认知症的"核心症状"，和"谵妄"或"认知症之行为与精神症状"（Behavioral and Psychological Symptoms of Dementia，BPSD)有所区别[14]。核心症状与 BPSD 列举于表3-7。必须注意的是，认知症的"周边症状"中包括"谵妄"，但BPSD 的概念当中并不包含"谵妄"。谵妄及 BPSD 的出现与否，与认知症病情进展之间的关联尚无定论，可能发生在轻度记忆障碍阶段，也可能在重度认知障碍时消失。③ 没有手颤抖或肢体肌力衰退等运动能力障碍，也是阿尔茨海默病的特征之一。但阿尔茨海默病可能与血管性认知症或路易体认知症并发，这种状况下会连带有运动能力障碍发生。

表3-7 阿尔茨海默病的核心症状及认知症的
行为与精神症状(BPSD)

核 心 症 状	BPSD
● 记忆与学习障碍 ● 理解、判断、推理、预测能力等障碍 ● 注意力障碍 ● 执行功能障碍 ● 语言(对话)障碍 ● 失语症、失用症、失认症	● 思考障碍(妄想、误认、猜疑) ● 感情障碍(不安、忧郁、焦躁、情绪不稳、愤怒) ● 动机、兴趣障碍(多为衰退) ● 冲动控制障碍(无法克制冲动) ● 知觉障碍(幻觉、错觉) ● 睡眠、觉醒节律障碍(嗜睡或失眠) ● 行为异常(与上述各项相关之异常行动)

核心症状基本上与 ADL 或工具性 ADL 衰退有密切关系

（二）阿尔茨海默病的核心症状

1. 记忆障碍(即刻记忆障碍、近期记忆障碍)

记忆可以按事情从发生到当下的时间进行分类。为期数秒至十余秒的记忆称作即刻记忆(极短期记忆/将听到的话当场复诵的记忆)。数十秒以上的记忆属于长期记忆。而长期记忆又可以区分为数十秒至数日（2～3日）的近期记忆，以及数日以上至数十年的远期记忆。阿尔茨海默病患者早在疾病初期起，就有明显的近期记忆障碍。

患者会一再说相同的话、问同样的问题。由于患者忘记自己曾经说过的话，因此每次说话的态度都像第一次开口一样。如果说话对象表露出疑惑的态度或做出讶异的表情，患者也有可能发现自己说过相同的话。

另外，患者会忘记自己放置药品的位置，也难以在正确的时间服用药物。可能因为一直忘记服药，所以复诊时还有剩余药物；又或者因为忘记已经服药而重复服用，造成药剂数量不足。当然，患者也可能出现忘记服药与重复服药行为交替的情况，导致剩余药剂数量大致相符。如果药剂有2种以上，也可能发生服药时忘记已服用数量，造成各种药品剩余数量不一。

从维持健康的角度来看，近期记忆障碍是一种重大问题。比如当我们感到腹痛时，会回想是否吃过什么有问题的食物、服用过平时没有服用过的药品，或者腹部是否着凉等。但认知症患者因为有近期记忆障碍，无法回想出可能导致腹痛的原因，于是疼痛便无法得到及时有效的解决。

2. 定向力障碍（判断能力障碍）

患者会无法了解"现在几点钟"（现在时刻）、"自己身在何处"（地点、场合）、"跟自己一起的人是谁，和自己是什么关系"（人物）等问题。大多数状况下，时间定向力会随着时刻→日期→年→月的顺序，随症状演进而陆续出现障碍；地点定向力，则是依照远地→近邻→房屋内的顺序出现问题；人物定向力，则依照见面机会少的人→亲友→家属（同居人）的顺序陆续遗忘。

当发生时间定向力障碍后,患者会有想在深夜外出用餐、催促刚到访的客人离去、刚到达旅行目的地就准备回家等行为。即使身边的人劝患者把约定或复诊日写在日历上,但是当患者弄不清楚今天是什么日期时,日历上的备忘录也起不了效果。让患者每天在日历上做记号固然是个办法,可是患者也有可能弄不清楚今天到底有没有做过记号。

3. 失语症

由于患有失语症(语义遗忘、命名困难),患者会想不起来以往惯用的词汇。另外,若患者难以理解旁人说的话,可能是有语句理解障碍(感觉性失语症)。患者因为难以理解对话内容,所以对表情和态度等非言语沟通方式会格外敏感。据推测,这是因为患者会试图从态度和表情中感受对话内容。也因此,比起说话内容,说话对象的态度和语气会更影响患者所感受到的印象。

4. 失用症

患有失用症时,即使没有肌力衰退或颤抖等运动症状,患者也无法做出符合目的的行动。例如,无法使用工具或家电产品,称为"观念失用"。此外,即使让人解说动作或行动的目的(因同时受到失语症的影响),仍旧无法执行实际动作。无法整理衣柜里的衣物、穿衣服格外费时、无法自己扣纽扣、拉拉链等,称为"穿衣失用"。

5. 失认症

视听觉等知觉器官没有异常,但无法理解视听所接收到信息的意义,就称为"失认症"。此外,无法了解自己与物品间的位置关系、物品与物品之间的相对位置关系的，则称为"视觉空间失认症"。因为弄不清楚建筑物与道路的位置关系，患者也会在熟悉的地方迷路。

6. 执行功能障碍

所谓执行功能，是预估行为结果，依照程序达成目的的能力。以烹饪为例，首先要决定菜色、购买必要的材料，或者从冰箱中找出适当的材料，依照正确的程序烹调，才能完成预期中的食品。如果发生执行功能障碍，则可能忘记正确的程序，或者遗漏部分程序，以及弄错步骤的先后次序等。

当患者停下动作时，有可能是患者忘记了下一个步骤，又或者觉得思路中断、脑海里一片空白。如果在这时指出患者的失败并且责备他，患者会因为无法了解到底哪里有错，从而使情绪陷入更加混乱的状态。

（三）阿尔茨海默病的行为与精神症状（BPSD）

1. 思考层面的障碍

"妄想"和"误认"，都是一种把非事实的感受当成真实情况的状态。例如"媳妇把我的存折藏了起来"之类的想法与对行动的认定，就是一种"妄想"。把女儿当成母亲，把自己家认成了朋友家等误判事实的状况则是"误认"。至于"猜疑"状态，内容和妄想相当类似，但对心中所认定的内容并没有像妄想那般坚信不疑，在周围人员的提醒下会产生信心动摇并且可能修正。"妄想"与"误认"之间并不容易区别，代表性的范例如表3-8所示。"被窃妄想"不只是因为患者忘记收藏物品的位置，据推测，也有可能是因为患者出现了"以为将物品放在实际上并未放置的地方"的记忆错误。"这里不是自己的家"的妄想也可推类为误认。以机构住民为例,患者认为这里不是自己的家,这个想法本身没错;然而"想要回到不是自己家的地方",就是一种误认。另外,当患者表示想要回到真正的家时,我们必须警觉到这代表目前这个地方让患者待得不愉快。"配偶(或家属、照护者等)是冒牌货"的替换妄想,又称作卡普格拉综合征(Capgras syndrome)("女儿被长得一模一样的人顶替了"的妄想),是一种也可被归类为人物误认的状态。"遗弃妄想",是一种自己将被送入机构或者已经被强制送入机构的妄想。不过当患者出现明显认知功能障碍或BPSD 时,有些家属确实会计划将患者送入机构寄宿。在这种情况下,遗弃妄想恐怕不是妄想,而是患者的正确直觉。"不义妄想"(不忠妄想、嫉妒妄想)是认为配偶背叛自己,有不忠行为、在性方面背叛的妄想。其他像是"已逝的丈夫还在世""(生存中的丈夫)是外人、不认识"等都被归类为妄想,但也许我们将其称为妄想性误认会比较适当。

表 3-8 认知症代表性常见的妄想、误认

● 被窃妄想
● "这里不是自己的家"的返家妄想
● "配偶(或家属、照护者等)是冒牌货"的替换妄想(卡普格拉现象)
● 遗弃妄想
● 不义妄想、不忠妄想、嫉妒妄想
● 其他:"已逝的丈夫还在世""(生存中的丈夫)是外人、不认识"(人物错认)
● 幻影寄宿者症候群、访客妄想

相比之下,认为不存在的人住在家中的妄想[幻影寄宿者综合征(Phantom boarder)],声称将有访客要到家而准备餐

点的访客妄想则是明显的妄想了。

2. 感情层面的行动与精神症状

所谓"不安"，是一种对象不明确、莫名的恐惧感，和对象明确的恐惧感并不相同。"忧郁状态"则是一种带有忧郁心情（悲伤感）的状态，患者会感到"哀伤""悲戚""寂寞""空虚"等心情。大多数情况下，忧郁状态会伴有动机衰退的现象，但仅有动机衰退的患者并不能判定为忧郁状态。

所谓"情绪不稳"，是一种会为了小事而引发强烈喜怒哀乐情绪的状态。为了小事愤怒的状态，则称作"易受刺激"或"易怒"。阿尔茨海默病患者有时会产生情绪不稳的现象，大多数并非认知症本身造成的，而是周遭人员指责患者的健忘与失败，将患者的情绪逼得无法排解造成的；还可能因为身体状况异常或不适，而造成患者情绪不稳。

3. 与动机、自发性相关的行为与精神症状

动机衰退和缺乏活力，可以分成直接由认知症引发的，以及在日常生活中持续承受挫折感，造成患者丧失自信导致的个性消极两种形式。

另外，即使劝导患者接受日间照护，但要让平时没有人际往来或把工作当成生活重心的患者，能够改变原有生活形式来参加日间照护，绝非容易的事情。这种现象起因于患者以往的生活形态与个性等人格特质，并算不上是动机衰退或感情淡漠的症状。

4. 克制冲动的障碍

若要做出符合周遭状况与场合的行动，个人必须能理解当场的状况并做出适当的判断。不过，阿尔茨海默病会使患

者的理解力及判断力衰退，从而做出不符场合预期的举动。这种克制能力与大脑额叶部分功能有关，在阿尔茨海默病患者当中，额叶功能障碍较严重的患者，会有更多的不适当行为出现。另外，以额叶为主要障碍部位的额颞叶认知症患者，冲动症状表现更为明显。

5. 知觉障碍

知觉可以分成视觉、听觉、嗅觉、味觉、皮肤感觉等 5 种，各有其"幻觉"与"错觉"存在。感受到实际不存在的刺激，就称作"幻觉"；若看到实际不存在的人或动物，则是"幻视"；听到并未发生的声音，则是"幻听"；觉得有虫子在身上爬等异常感觉则是"触幻觉"；对于实际存在的刺激有错误的认知，则称作"错觉"。例如将天花板上的污渍当成鬼怪的脸则称作"错视"；把雨水打在屋顶上的声音当成旁人说话的则是"错听"。

6. 睡眠、觉醒节律障碍

人的身体有着以大约一日（约 24 小时）为周期进行睡眠和觉醒的生活节律。如果患者有日间嗜睡与夜间失眠的问题，就是这种生理时钟节律发生障碍的结果。

7. 行为层面的异常症状

上述各种精神症状，都可能引起拒绝、排斥、攻击性、游走、情绪不稳、过动等行为。也可以说这是精神症状的强化，或者说是上列精神症状所衍生的问题，通过行动所显现的症状。

（四）阿尔茨海默病的其他症状

1. 人格变化

早在疾病初期起，患者对自身记忆的确实性认知就会出现障碍。认知症患者无法明确区别自己想到的事情是早已知道的真实记忆，还是偶然听到的虚构传闻。患者只是把浮现在脑海里的话说出口，但因为丧失了掌握记忆真实性的感觉，若内容有误可能会招致身边人员质疑个人信用，或者导致信用破产。更有甚者，会让旁人认为患者"吹牛不打草稿""习惯性说谎"。不过，也有不少阿尔茨海默病患者，即使病情发展到重度，还能维持原有的礼仪和良好人际关系。

2. 缺乏病识感和疾病认识

所谓"病识感"，是认为自己可能已经罹患疾病的主观感觉。虽然还不到认知自己已经罹患疾病的程度，但自觉心情与身体状态和以往不同。相对的，"疾病认识"是自己对自身疾病的理解，但问题关键不在于患者知不知道具体的病名。举例来说，若患者能理解自己在生活上所发生的挫败起因于疾病影响，且透过康复活动及服用药物能够获得改善，这表明患者具有充分的疾病认识。通常疾病认识不会自然发生在患者身上，而是在周边人员的协助下所萌芽的具体观念。

（五）阿尔茨海默病的进展阶段

疾病发展（恶化）的模式因人而异，哪些功能会较早发生衰退有相当大的个人差异。不过，若我们把目光集中在日常生活功能，可发现共通的病情发展，是从工作或家务等工具性日常生活功能的独立性丧失，进展到更衣或沐浴等基本的日常生活功能丧失。

脑细胞障碍的进展速度原则上没有太大的变化，不过患者在生活上会有挫折、失误明显增加的时期和几乎没有变化的时期。在挫折、失误陆续增加的时期，患者本人的表情会变得忧郁，容易产生强烈困惑与混乱。根据推测，这是因为患者以某种形式感受到，自己已经失去以往所拥有的某些行为能力了。

认知症功能评估 FAST 将 AD 的病情发展整理为 7 个阶段：

（1）阶段 1：认知功能衰退在正常范围内，和 5～10 年前的认知功能相较看不出明显差异。

（2）阶段 2：仅有"非常轻度"的认知功能衰退，经判断为与其年龄相符。有少许健忘现象，周遭人员几乎不会察觉。

（3）阶段 3："轻度"认知功能衰退。从事工作或复杂家务时可能出现问题，但日常生活几乎不会出现问题。

（4）阶段 4："中度"认知功能衰退，经诊断为"轻度"认知症。会在接待访客、管理财务、购物等事情上出现问题，但处置自己身边事务时不会有明显状况，仅有工具性日常生活功能有障碍。

（5）阶段 5："中重度"认知功能衰退，经诊断为"中度"认知症。在沐浴或选择服装等基本的日常生活功能方面开始产生障碍，也会伴随有心情或情感方面的变化。

（6）阶段 6："重度"认知功能衰退，诊断为"中重度"认知症。即使旁人为其备好衣物也无法独自完成穿衣动作，备好热水也无法单独沐浴，还可能忘记为马桶冲水。在这个阶段的后期会伴随大、小便失禁的现象。

（7）阶段 7："极重度"认知功能衰退，经诊断为"重度"认知症。对话容易半途中断，被人提问时只能用单字或片语回答,能使用的词汇也会减少。渐渐失去行走能力,进而失去维持坐姿的能力,更甚者失去面部表情与笑容,最后则会丧失对事物的反应能力。

（六）阿尔茨海默病的药物治疗

AD 的治疗药可以分成两大类。截至 2019 年 8 月,常用药物第一类是乙酰胆碱酯酶抑制剂,包含多奈哌齐 Donepezil（品名：安理申 Aricept®）、加兰他敏 Galantamine、利凡斯的明 Rivastigmine（品名：艾斯能 Exelon®）等；另一类是 NMDA 受体拮抗剂,包括 Memantine（品名：易倍申 Ebixa®）在内。药剂有一般名称（化学物质名或成分名）与商品名称（依国家或生产公司而异）。通常会记载一般名称,而商品名称则加注有注册商标的记号。不过这两种都不是直接改善脑部异常变化的药物,而是弥补不足的乙酰胆碱 Acetylcholine（乙酰胆碱酯酶抑制剂）作用效果,或抑制过量的谷氨酸 Glutamate（NMDA 受体拮抗剂）。以临床效果来说,可期待连续用药数个月后改善部分症状,以及连续用药数年后可以改善认知、症状或精神症状,延缓病情进展,进而减少患者的身心痛苦。

在选择与调整治疗药物时,不应只关注服药次数（每日一次或两次）及服药方法（内服或贴片）,还应当同时考量临床场景中对于行为与精神症状 BPSD 的效果。这是因为某些药剂预期对兴奋或攻击性发挥高度效果。另外,某些药物可预期对患者淡漠及缺乏活力等问题发挥改善效果。

所以在治疗过程当中应该定期追踪,依据药物对核心症状及 BPSD 的治疗效果,以及有无出现不良反应（内服的乙酰胆碱酯酶抑制剂有食欲减退及大便稀软等消化道症状、贴片药物则有皮肤发痒或发红情形、NMDA 受体拮抗剂则常见嗜睡及步态不稳等状况）等综合判断，来评估药物是否续用、调整剂量、变更不同种类，或者并用其他药物等细微调整，由多位专业人员从各种不同角度与场合观察及评估药物疗效与不良反应，能使患者选择最能提高生活品质（quality of Life；QOL）的治疗方式。但是，服用治疗药物后产生的变化未必是由药物单独引发的，在评估时必须斟酌患者利用的服务与照护等其他外力介入及协助等的交互影响。

二、额颞叶认知症（额颞叶脑部病变）

（一）额颞叶认知症的症状

1. 额叶与颞叶的障碍

"额叶颞叶脑部病变"和"额颞叶认知症"是相似的名词，但意义有所不同。额叶颞叶脑部病变，是额叶与颞叶发生功能障碍的疾病群名称。而额颞叶认知症，则是这个群组中的其中一种疾病。在额叶和颞叶脑部病变的群组中，除了额颞叶认知症之外，还包含"进行性非流利性失语"（progressive nonfluent aphasia）和"语义性认知症"（semantic dementia）。

额颞叶认知症的特征在于，患者会重复同样的行动，也会做出失控的举动。但是对不关心的事物，患者会完全忽视其存在，行为相当两极化。病情进展后，患者的动机及自发性、活动力会衰退。至于进行性非流利性失语，患者不只会像阿尔茨海默病患者一样想不起词汇，而且对话会失去流畅性，让对方无法理解。其他明显的障碍还有阅读时认错字、无法了解常用词汇含义等。语义性认知症患者和进行性非流利性失语同样，会无法理解常用词汇的含义，同时还有和额颞叶认知症患者相同的行为特征。上述几种疾病的记忆障碍都不大明显。下一节将以额颞叶认知症为中心进行说明（表3-9）。

表3-9　额颞叶认知症的行为特征

- 难以视状况调整行动
  单调、过度规律（时刻表般按表操课的生活）
  刻板行为、持续性现象（持续性语言，持续性行动）
  失控、偏执行为、反社会行为
- 毫不关心（有限范围内的兴趣与关心）
- 有兴趣、关心的对象容易改变
  对极小的刺激感兴趣（容易受影响）
  注意力涣散、难以集中
- 缺乏对人的同理心与同情
- 缺乏病识感
- 口欲冲动、饮食嗜好改变
- 动机衰退、自发性衰退、活动力衰退

2. 行为单调（病态性规律）

正常人会依据周遭状况调整自己的行为，比如天气不好的话，会提前结束每天的散步路程，天气好的话也可能往远处走远一些，这就是所谓的行为调整。但当额叶发生障碍后，就无法视状况调整自己的行为。例如患者会无视天气状况，强制要求在同一个时间外出散步，以相同的速度步行，在同一个时间返家。患者丧失一般人所拥有的行动弹性，整体行为趋于单调与过度规律。正因为有这样的病态性规律，因此有人形容为"时刻表般按表操课的生活"。

3. 刻板行为

大脑额叶的功用，包括制止已经开始进行的活动在内。

如果这项功能发生障碍，人会一直重复同样的行为或举动，会对不同的问题做出相同回答，这被称为"持续性语言"。患者会一再重复拍手等行动，这被称为"持续性行动"，两者兼具则称作"持续性现象"。例如用餐时，有些患者不只有甜咸浓淡等固定不变的调味偏好，还会坚持某些特定食品，而且非吃不可。

另外，会一再重复同样动作的还有"强迫症"。一般强迫症患者在重复动作时心中会感到纠葛，但"刻板行为"患者则不会有内心冲突。因此，对于心中不会有疑问冲突的额颞叶认知症患者来说，以刻板行为来表达其症状较为贴切。

4. 失控

我们将患者不能配合状况调整行动，也不能自己克制行动的状态，称为"偏执行为"[15]（表3-10）。这些行为可能以"偷窃""逃票""闯红灯"等反社会行动的形式显现。虽然打破了社会秩序，但并非额颞叶认知症患者具有反社会性或攻击性、破坏性的心态，而是他们一心只在意自己关心的事情，横冲直撞之下造成的结果。

表 3-10　偏执行为

- 逼车造成追撞车祸，遭警方逮捕，做笔录时跳起舞(31岁，男性)
- 重要会议中哼歌，毫不在意地大打哈欠(57岁，男性)
- 赴客户约时迟到，说出不顾虑商谈对手立场的言论，激怒对象的次数增多(55岁，男性)
- 对原本极为热衷的考试失去兴趣，也不再为考试做准备(51岁，男性)
- 在亲戚的葬礼上高声谈笑，喧哗吵闹(62岁，女性)
- 觉得帮孩子准备饭盒太麻烦，孩子请求准备饭盒时每次都做同样的菜(50岁，女性)
- 每次进店里，都会拿起甜面包和咖啡牛奶，不付账就往店外走。遭店家发现并指责时，既不道歉也不找借口，一副没发生过的样子。毫不在意地多次在同一家店里偷同样的东西(58岁，女性)

5. 淡漠

我们可以将偏执行为解释为患者不关心自己的行动对周围造成的影响。这种淡漠的态度，据推测与患者欠缺病识感有相当关联性。而患者无法与人共鸣、同情他人，也可解释为因为患者不关心他人。这是因为患者心无旁骛的从事自己有兴趣的事情，因此对其他事情就毫不关心了。

6. 容易受影响

患者无法对特定事物保持精神集中或注意力，会因为细微的刺激而转移注意。这种容易改变兴趣与关心对象的状况，称为"容易受影响"。

（二）额颞叶认知症的治疗

目前还没有能抑制、延迟病情发展的治疗药物，而且和其他疾病相较，旁人更加难以察觉患者的痛苦。但至少在患者对周围有明显影响时，必须介入以减轻其行为症状的发展。曾有报告指出，某些抗忧郁药物（选择性血清素再吸收抑制剂，SSRI）对这种病症可期待发挥药效。另外，利用患者对关心的事物能心无旁骛的行为模式，以及容易受外界环境影响的特性，使患者习惯性（规律化）地参加日间照护专案，也是一种协助方法。

三、路易体认知症

路易体认知症与帕金森病，两者皆起因于路易氏体在大脑中累积，因此又称作路易体病。只不过，帕金森病的病因只会累积在脑干（大脑下方和脊髓相连的部分），路易体认知症则是累积在大脑皮质,因此会出现下列的症状(表3-11)。不过,这些症状并非一开始就全部出现。有人会从认知功能障碍开始,有人从幻视开始发生,还有从帕金森症状、快速动眼时期 REM 睡眠障碍,或从忧郁状态开始的病例。

表 3-11 路易体认知症的特征

- 认知功能波动(和注意力及清醒程度的变化相关)
- 幻觉(尤以幻视、错视为特征)
- 帕金森症状
- 出现快速动眼时期 REM 睡眠障碍
- 对抗精神病药物容易出现不良反应
- 自主神经症状(姿势性低血压、便秘)
- 突发性意识障碍、失神
- 心情忧郁、忧郁状态、(系统性的)妄想

(一)路易体认知症的症状

1. 认知功能及运动功能的激烈变动

路易体认知症的特征之一是患者状况好时和状况差时症状有极大的不同。状况好时可以和邻居闲聊、帮忙做家务、外出散步。可是当状况恶化时,瞬间智力大为倒退,身体的动作也变得不灵敏。而且和动机衰退或活力衰退不同的是,当患者的状况好转时,可能有惊讶于"直到刚才为止我到底在做什么"的感受[16]。

2. 幻视、误认、妄想(表3-12)

看到现场不存在的人或动物(幻视)、认错对象(误认、错视)。此种疾病的幻视内容栩栩如生,有如亲临现场,而且会重复发生。有些患者会感觉到只有自己能看到幻视,对其感

到诡异与不安。另外，也有许多患者能理解这些幻觉并不会
危害自己。

表 3-12　路易体认知症的幻视与错视

幻　视	"有个红衣女孩坐在我身边。不知何时出现不知何时又不见了" "有穿着白衣的男女在走廊上来回走动" "有几个小男生小女生在庭院里游戏" "有一只大黑狗坐在那边" "有整排好像蚂蚁的黑色虫子在走廊角落活动" "想要摸时又不见了""一点灯就消失了" "好像只有我看得到"
错　视	把放在桌上的人偶当成真人 把套在水龙头上的水管看成蛇
视觉变形	"天花板像波浪一样扭动" "地板看来扭曲"
重复记忆 错误记忆	"有两个丈夫在家" "别的地方还有一个自己的家"

资料来源：小阪宪司.你知道吗? 路易体认知症;疾病.诊断.治疗.照护不用着急,364 (2010)

　　若有误认或错视，则可能把窗帘当作人影，把电锅或水壶
当成人或动物的脸。据调查，在傍晚但尚未点灯的时候容易
发生误认与错视。

　　另外，患者可能有替换妄想（卡普格拉综合征）、幻影寄宿
者症候群等。

　　3. 帕金森症状与自主神经症状

　　最广为人知的帕金森症状，是手腕或手肘等关节僵硬（挛
缩、齿轮状僵直）。此外，还有身体的动作迟缓、站姿会朝前方
弯曲（前屈驼背姿势）、走路的步伐变窄（小碎步）。与帕金森
病一样，许多患者起立时会头晕（姿势性低血压、急速站起时

血压下降)或便秘等。由于患者有帕金森症状及起立时头晕，较其他认知症更容易发生跌倒危险。

4. 对抗精神病药物容易出现不良反应

一般而言，应对幻觉或妄想等精神症状时，可考虑使用抗精神病药物。然而该药剂的常见副作用是帕金森症状，所以若原本就有帕金森症状的路易体认知症患者服用抗精神病药物，可能会产生更强烈的不良反应，造成生活质量明显下降。因此，用药时必须谨慎。

5. 快速动眼时期(Rapid Eye Movement，REM)睡眠障碍

患者在睡眠时会感到恐怖或愤怒，发出呻吟声或大声说梦话，也可能激烈挥动手脚、踢打墙壁，或是想要急速起身而导致摔落床下。这些行为都起因于患者做了恐怖的梦。

6. 其他特征性的症状

患者可能急速发生意识障碍而造成短暂失神。虽然不久后会自发性地恢复意识，但患者容易对症状何时再度复发感到不安。

忧郁的心情(悲伤、空虚、寂寞等情绪低落的现象)可能比其他症状先出现，也可能出现在疾病的发展过程中。曾有不少接受忧郁症治疗的患者，到后来才发现其实是得了路易体认知症。

(二) 路易体认知症的治疗

至 2019 年 7 月，日本政府虽然尚未批准使用阿尔茨海默病的治疗药物乙酰胆碱酶抑制剂和 NMDA 受体拮抗剂治疗路易体认知症，但上述药物对于路易体认知症有良好效

果，尤其是稳定身心状态及减轻幻视方面。另外，对于帕金森症状可使用抗帕金森药，但可能引起的不良反应有忧郁状态及幻觉、妄想等，必须进行观察。对幻视使用抗精神病药物有造成帕金森症状恶化的高度危险性，所以在开具处方时必须谨慎。

四、血管性认知症

(一) 何谓血管性认知症

　　血管性认知症的诊断标准有许多种，其中以美国的"国立神经疾病与脑卒中研究所"，以及法国的"国际神经科学教育与研究所"（National Institute of Neurological Disorders and Stroke-Association Internationale pour la Recherche et l'Enseignement en Neurosciences, NINDS-AIREN）的标准[18]最广为人知。若有认知症症状与血管障碍的临床证据（包含检查结果），同时从时间关系上看来，认知症症状应当是由血管障碍引起时，医师会诊断其为血管性认知症。只不过，这里说的血管障碍指的是梗死或出血，而且同一种类的病变也会因大小和位置不同而引发不同的临床症状。

　　另一方面，血管性认知症与脑中风的共通之处在于有关额叶功能衰退的症状。即使额叶没有脑梗死或脑出血，也会发生额叶血流量减少，出现自发性退化（活动力衰退、动机减退）。例如患者从事日常生活事务或活动时，身体的活动力与大脑思考速度通常会变慢（动作缓慢、思考缓慢）。据推测，这些症状与注意力障碍也有关联。此外，也有许多病例有执行功能障碍。

（二）血管性认知症的症状

1. 哈钦斯基缺血量表

哈钦斯基（Hachinski）缺血量表，是将血管性认知症的 13 项特征个别配分，用于鉴别与阿尔茨海默病的不同。在 13 个项目中挑选对诊断格外有效的 7 个项目，也能发挥与原版相等的效果（表 3-13）[19]。以下将概略解说这些项目。

表 3-13 哈钦斯基缺血量表

原版（13 个项目）	评分	简易版（7 个项目）
突然发病	2	突然发病
阶段式恶化	1	阶段式恶化
病况波动起伏	2	病况波动起伏
夜间意识混淆	1	
人格改变	1	
忧郁症状	1	
抱怨身体不适	1	
情绪性失禁	1	情绪性失禁
高血压病史	1	
脑卒中（中风）病史	2	脑卒中（中风）病史
血管硬化的证据	1	
局部神经症状	2	局部神经症状
局部神经征候	2	局部神经征候

"突然发病"，可以理解为随着脑梗死出现而产生的现象。但如果是小型脑梗死渐渐累积而造成的血管性认知症发病，则不在此项。

"阶段式恶化"，指病情维持一段时间没有发展后，突然急速恶化。而当众人担忧病情会就此一路恶化下去时突然停止发展，再维持一段期间的稳定状态。有人把这种病情发展方式称作"阶梯式恶化"。

"病况波动起伏",指症状的强度会随时间改变。家属或照护者会表示"状况好的时候头脑清醒,差的时候真的什么都不知道了"。由于清醒程度(意识状态)会变动,使得注意力和集中力也产生波动,造成理解力不稳定,或者记忆内容断断续续。症状会在一天之中变动的称作"日内变动",每天变动的称作"日间变动"。

所谓"情绪性失禁",是指为了不值得哭的小事情哭泣的现象。轻者可能仅提到孙子或子女就开始掉泪的"易哭",重者则有仅跟人打招呼就开始哭泣的明显病态现象,症状不一而足。大多数患者会自觉到情感变得较为脆弱。另外,患者也不一定会哭泣,有些情绪失禁患者会表现为笑得情绪失控。

有不少血管性认知症并没有"脑卒中病史",但若在出现认知症症状的数个月至3年前曾发生脑卒中,则应依据这项特征怀疑其为血管性认知症。除此以外,若患者有晕眩或昏昏沉沉(头部沉重)、肢体麻痹等"局部神经症状",或行走障碍、吞咽障碍、构音障碍(说话无法顺利发音,与失语不同)等"局部神经症状",也显示有血管障碍的特征。

2. 混乱、不安、苦恼

由于患者的记忆或认知功能变动,时常出现有印象的事情和没印象的事情在脑海中交错的现象,容易造成情绪混乱。另外,有许多患者具有病识感,苦于健忘和行为挫败,导致妒忌他人的状况也较阿尔茨海默病患者多,有许多患者因此变得悲观。有的患者因疾病的不稳定状态而丧失自信,陷入继发性忧郁状态。

3. 身体症状

这类疾病的患者有哈钦斯基缺血量表中列举的吞咽障碍及构音障碍等假性球麻痹症状（起因于脑干障碍，大脑障碍通常称为"假性"），或者宽底步态（足距宽过肩幅的步行方式）、环形步态（抬高一边的腰部拖着脚掌行走的方式）、尿频、帕金森症状等。另外，也可能有高血压、糖尿病、高脂血症、哮喘等造成血管障碍恶化的疾病。

（三）血管性认知症的类别（Klaria，2004/高野与长田，2013）

只要是起因于血管障碍的认知症，都称作血管性认知症，其类型相当多样化：

（1）多发性梗死型认知症：包含大脑皮质在内的范围内，有多发性大范围型脑梗死发生的类型。特征为急速发病，每当脑梗死增加时都会显现阶梯式恶化情形。

（2）小血管病变型认知症：又称作"皮质下小血管硬化型认知症"（Subcortical arteriosclerotic encephalopathy，SAE）。皮质下方的白质有小型的梗死渐渐累积而引起认知症。梗死没有明显界线，有可能在白质内形成大范围的缺血性障碍（Binswanger 型）。发病时期不明确，阶段性恶化也不易察觉。

（3）单一梗死造成的认知症：许多患者即使发生脑梗死也不会引起认知症，但若在对认知功能来说重要的脑内部位发生大范围脑梗死，就会引发认知症。

（4）低灌注型认知症：脑部整体的血液循环恶化造成认知症的类别。起因于心跳停止或休克时严重血压降低、颈动脉或主要脑动脉的严重狭窄等。

（5）脑出血性认知症：脑出血造成的认知症。

（6）与阿尔茨海默病并发者（混合型）。

（7）遗传性血管性认知症。

（四）血管性认知症的治疗

为了改善对脑细胞提供的氧气与葡萄糖供应，可使用脑循环促进剂（改善血液循环的药物）或脑代谢改善药物、抗血小板药物（使血液不易凝固以改善血液循环）等，甚至动脉支架的治疗方式，同时也必须持续治疗会造成血管障碍恶化的慢性疾病。

参考文献

［1］ American Psychiatric Association：Diagnostic and Statistical Manual of Mental Disorders；Fifth Edition（DSM‐5）. American Psychiatric Publishing，Arlington VA（2013）

［2］ 朝田隆（2013）"关于认知症罹病率等调查：都市地区认知症罹病率与认知症生活功能障碍之应对"（http://www.mhlw.go.jp/file.jsp?id=146270&name=2r9852000033t9m_1.pdf）

［3］ 日本厚生劳动省老健局老年人支援课（2012）"关于认知症老年人人数评估"（http://www.mhlw.go.jp/stf/houdou/2r9852000002iau1.html）

［4］ 朝田隆：日本厚生劳动省科学研究费补助金（长寿科学综合研究事业）综合研究报告书"早发性认知症实况与应对之基础整顿相关研究".日本厚生劳动省发表（2009）

［5］ 日本新潟县糸鱼川市健康增进课，东京慈惠会医科大学精神医学讲座：平成16年度老年人身心健康调查报告书（2006）

［6］ 品川俊一郎，中山和彦：认知症患者早期诊断·介入障碍之相关因素探讨：根据一般民众·家庭医师·照护协助专职人员问卷结果.老年精神医学杂志，18(11)：1224‐1233(2007)

［7］ 日本认知症照护学会监：社区之认知症应对实践讲座Ⅰ.第3版，特定非营利活动法人老年人医疗研究机构，东京（2006）

［8］ World Health Organization：International Statistical Classification of Diseases and Related Health Problems; 10th Revision. World Health Organization, Geneva(1993)

[9] McKhann GM, Knopman DS, Chertkow H, et al.: The diagnosis of dementia due to Alzheimer's disease; Recommendations from the National Institute on Aging-Alzheimer's Association workgroups on diagnostic guidelines for Alzheimer's disease. Alzheimer's & Dementia; the journal of the Alzheimer's Association, 7(3): 263 - 269(2011)

[10] 加藤伸司,下垣光,小野寺敦志,其他: 修订长谷川式简易心智评估量表(HDS-R)之制作.老年精神医学杂志,2(11): 1339 - 1347(1991)

[11] Folstein M, Folstein SE, McHugh PR: "Mini-Mental State"; A Practical Method for Grading the Cognitive State of Patients for the Clinician. Journal of Psychiatric Research, 12(3): 189 - 198(1975)

[12] Reisberg B: Functional assessment staging(FAST). Psychopharmacology Bulletin, 24(4): 653 - 659(1988)

[13] Morris JC: The Clinical Dementia Rating(CDR); Current version and scoring rules. Neurology, 43(11): 2412 - 2414(1993)

[14] International Psychogeriatric Association(日本老年精神医学会监译): 认知症之行为与精神症状; BPSD.第2版,ARUTA出版,东京(2013)

[15] 繁信和惠: 额颞叶型认知症之BPSD.老年精神医学杂志,21(8): 867 - 871(2010)

[16] 小阪宪司,羽田野政治着,路易氏体型认知症家属支持团体会编: 路易氏体型认知症照护简明指导手册: 这样做就对了,幻视·帕金森症状·生活障碍照护.19,Medica出版,大阪(2010)

[17] 小阪宪司: 你知道吗? 路易氏体型认知症; 疾病·诊断·治疗·照护不用着急,364(2010)

[18] Roman GC, Tatemichi TK, Erkinjuntti T, et al.: Vascular dementia; diagnostic criteria for research studies; Report of the NINDS-AIREN International Workshop. Neurology, 43(2): 250 - 260(1993)

[19] Hachinski V, Oveisgharan S, Romney AK, et al.: Optimizing the H achinski Ischemic Scale. Archives Neurology, 69(2): 169 - 175(2011)

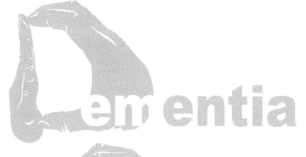

第四章

认知症患者的
心理特征

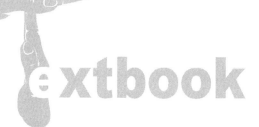

第一节　对认知症患者的心理学理解

由于认知症是一种造成健忘的疾病，有许多人认为患者周围的人很辛苦，但患者本人却过得很幸福。这种认知应该是错误的。认知症患者如果觉得自己很幸福，那么住在机构、医院，还有居家照护中的认知症患者，每天生活的神情应该会更愉快才对。但当我们实际接触认知症患者时，发现有人满脸不安、有人表情紧绷、有人神情不稳四处打转、有人满脸沉重坐在原地不动、有人满腔怒气，还有人情绪激动，总之每个患者都不大幸福。

有些人一提到认知症患者的心理，就以为那是一种很特别的独特性格。其实就算得了认知症，患者还是有各自的性格，行动也各有不同。不过，认知症这种疾病造成的认知功能障碍，也确实会对认知症患者的行动造成影响。我们应该了解，患者原本就有个人的性格，是在认知功能障碍造成各种各样的认知症症状后，才形成患者现在的行为模式。

以下将讨论对认知症患者的心理学理解，首先比较一般老年人与认知症患者的心理，之后叙述认知症患者的核心症状及认知症患者常见的心理问题等。

第二节　生理变化与认知症的不同

人们随着年纪增长，"健忘"的现象会渐渐频繁，重要的是我们能否分辨这是因老化造成的，还是认知症造成的病态健忘。老年人常见的健忘状态与认知症的症状比较请见表4-1。

表4-1　一般健忘与认知症的差异

健　忘	认 知 症
忘记体验的一部分	忘记整个体验过程
有健忘的自觉	无健忘自觉
健忘不会恶化	健忘症状会恶化
不会影响日常生活	造成生活障碍

　　"健忘"并非只出现在认知症患者身上。一般老年人也时常发生健忘的现象，就连孩童都有可能会忘记事情。可是一般人的健忘，只是忘记事物的细节，或者忘记物品的位置等，通常遗忘的只是个人体验的一小部分。而认知症的健忘，特征在于会将整个体验过程全数遗忘。

　　我们以一般的老年人为例，他们可能想不起来昨天晚餐吃的是什么样的菜色，但是他们记得自己昨晚吃过饭。或者我们用电话拜托他们传话时，他们可能忘记打电话过来的人叫什么名字，但至少记得自己曾经接过电话。

　　可是认知症患者的健忘，却是连曾经用餐这件事情，或者是曾经接过电话这件事情都全部忘记了，即会把过往的整个体验内容完全遗忘。所以，当我们问他们"今天吃饱了吗"时，就算刚刚才用餐过，他们也会回答"还没吃"，问他们"是谁打电话来"时，他们会回答说"今天连一通电话都没有"。

　　一般认为，认知症患者没有病识感，这是因为认知症患者没有能力察觉自己已遗忘事情。然而患者还是能够感觉自己与过去有所不同，会在大小事物上开始有失败经验，会受到周边人员一再指正。即使患者没有病识感，有些患者还是会觉得自己的生活过得很不顺遂。另外，一般老年人常见的健忘，只是忘记事情的次数增加，还不至于频繁到影响日常生活。而认知症患者的健忘不只是频率增加，程度也会随之加深，影响整个日常生活，即产生所谓的生活障碍。

第三节　认知症的核心症状

认知症是由大脑的器质性病变引起的认知功能障碍，其代表性症状是健忘等记忆障碍。而且认知症患者常见的健忘症状，并非只是单纯忘记事情而已，还会伴随有判断力障碍和定向感丧失等多种核心症状。我们在判断事物时，大多数情况下是要依赖过去的记忆，以过去体验过的事情和现在发生的事情做比对，借助过去的经验来下判断。医学界认为，认知症患者会发生判断障碍，是因为患者难以唤醒过去的记忆与现在的问题做比对。除此以外，患者还可能忘记事物的程序，引发执行功能障碍。例如，在烹调时，虽然还能个别进行洗菜、切菜的作业，可是要怎样处理蔬菜，或者稍后要用这些蔬菜做什么样的菜肴，对这类程序性的事情已经无法理解。

我们的日常生活中，会随时随地设法判别自己身处的时间与场地。例如，现在大概几点，或自己现在大约在什么样的地方，要怎么样才能回到自己家里，这类事情通常不需要特别费心思。但是认知症患者难以判定正确的方向，即"定向感丧失"，或是患者的定向时常出错，因此又叫"定向错误"。

第四节　认知症患者的心理问题

认知症患者的各种心理问题，很难从认知症患者自己的口中说出来。对于认知症抱持的不安和苦恼，患者能以日记的形式记录下来，或以诗歌、绘画的形式来表现。近几年，认知症患者也开始用自己的影像来传达自身体验和想法。2006年4月，日本举办了第一届认知症患者"当事人会议"，引起了极大的反响。认知症患者能像这样对周遭的人表达自身的体验与苦恼，是一项很大的进步。只不过，认知症患者能亲自以语言传递信息的时间，往往限于疾病的初期阶段。随着认知症病情发展，要将苦恼传达给周围的人会显得愈加困难。因此，我们必须通过认知症患者的表情和片段的言辞、行动，试图探测认知症患者的心理问题症结。此外，认知症患者的心理问题，会随疾病的种类和程度而有所不同，而且会在一天之中产生多次变化。对某些感情微妙的地方，难以一概而论其特征。因此，本文将针对一旦发生认知症常见的认知功能障碍之后，实际上会产生的心理状态与行为进行探讨。

一、不悦

我们在日常生活中经历的"一时遗忘"，是短时间内怎么样都想不起来某些小事情，或者是怎么样都想不起来认识的人的名字，事情并不算严重。"一时遗忘"往往会在事后突然想起来，不过直到回想起为止，通常心情都会焦躁、不愉快，成为我们的精神压力。如果时常发生这种现象,精神压力会慢性化,使人随时保持着不悦的情绪。认知症的"健忘"和这种状况极为相似。

二、不安

一般来说,"缺乏信息"会让人感到不安。比如迷路了不知道自己身在何处时会感到不安,待在身边没有半个熟人的地方时也会感到不安,想不起来自己在目前的地方要做什么事情时,也会感到不安。另外,觉得没有栖身之处时,也会觉得不安。我们常会为了一些小事感到不安。

认知症患者在自己长期居住的城镇购完物却迷路回不了家时,想必也会很不安吧。另外,当感到自己身边的人都是毫无交集的陌生人时,想必也会觉得不安。到了傍晚,不知道自己接下来该往哪里去的时候,当然也会感到很不安。认知症患者只有片段的记忆,日常生活失去完整的故事性,即患者的生活中没有时间流动,而是一个又一个片段的体验内容。可以预见的便是患者在生活过程中,会对自己的日常生活保持极大的不安。

三、混乱

认知症患者会产生判断障碍,难以正确理解自己身边发生的事情。医学界认为,判断障碍会使认知症患者的情绪容易陷入混乱局面。对一般的老年人来说,只要能按他们的步调走,他们能做的事情还很多。可是一旦催促他们,打乱了他们原有的步调,许多原本办得到的事情也都办不到了。至于认知症患者，如果一次听了许多事情，或者受人催促、让人提醒，混乱的情绪会更为明显。

　　一般人会认为，老年人对以往的事情会记得很清楚，对新的事物却容易遗忘。其实这是错误的观念，即使是老年人，也是最近的记忆最正确。可是对认知症患者来说，整个局面却要反过来了。他们往往容易忘记新的事情，过去的记忆反而相对比较完整。由于最近期的记忆障碍和欠缺片段记忆，患者时常会混淆过去与现在。现在可能和 30 年前相提并论，今年 80 岁的人，可能自称才 40 岁。一旦患者的时间认知发生混乱，很有可能把 20 年前的过去当成现在，可能尽管已经退休多年，早上还是会出现准备上班的举动。而且回溯的时间轴还未必是同一个年代，有时会把现在和 5 年前串联，有时把现在当成 20 年前。由于患者眼中的"现在"没有特定的年代，常常使周边负责照护的人员感到困扰。

四、被害感

　　认知症患者由于记忆不完整，时常会产生误会。而一般人产生误会时，事后还能够更正。因为记忆不完整而产生的误会，由于患者缺乏自身记忆不完整的认知，因此会认定为事实，往往无法事后更正。在认知症患者身上较常见的有"被窃妄想"，这是因为患者容易找不到自己收藏好的钱包或现金。换作健康人，会认为是自己不知道收到哪里去了，开始翻箱倒柜。除非有所根据，否则不会开始认为"有可能失窃了"。这是因为我们记得是自己把东西收藏好的，只是我们发生了"部分体验内容遗忘"，忘记了收藏位置。然而认知症患者发生的会是"整个体验内容遗忘",连东西是自己收藏的都不记得。一旦找不到自己要的东西,就会认为"失窃了"。而且"被窃妄想"通常把身边的人当成加害者,会影响到认知症患者与照护者的人际关系。

除此以外,认知症患者还容易产生"爱人连煮饭都不肯"之类的被害感情,或者自己已经遭人抛弃,没有任何人会来迎接的"遗弃妄想"之类的症状。

五、自发性衰退与忧郁

虽然不是每个认知症患者都会进入忧郁状态,但在认知症初期,觉得自己的行动容易失败时,患者可能感到忧郁,这种倾向尤其以血管性认知症最为明显。发生忧郁状态的契机,在于日常生活中一再发生小失误,而且患者能从中隐隐约约察觉到自己的健康有问题,例如原本工作顺利的人开始在工作时出差错,或者以往准备餐点时毫无问题,最近却开始容易失败。而随着认知症的病情发展,周遭的人会开始指责患者发生的各种失败。一般人在持续遭受训斥、责备时,情绪也会显得忧郁,会减少自发性活动。当认知症病情发展,使得患者因失败受人责备、训斥的次数增加后,可想而知,患者的自发性会衰退,情绪也会变得忧郁。

六、情绪变动

在社会上常听说认知症患者的感情起伏不定,会因为一点小刺激就发脾气。不过我们千万不能光看这种反应,就以为认知症患者很可怕,或很冲动,容易有暴力行为。重要的是，我们应该了解，患者会激动自然有激动的理由。一般人在健康、家庭和工作上都没有重大问题，过着充实的生活时，自然能承受少许的精神压力。可是当身体不适或罹患疾病，为工作担忧或家庭有问题等，对于精神压力的抵抗力也会随之减弱。这时患者会为了一点小刺激感到焦躁，在平常不会发脾气的状况下发怒，忍不住要出声呵斥。

在推测认知症患者内心世界时，可预期的是患者对无处容身感到不安，因为日常生活不顺遂而感到焦躁、被害感、混乱等。患者心里有各种问题，是在累积大量精神压力的状况下过生活。可想而知，在这种状况下会对一点小刺激，或者旁人无心的一句话感到极为在意，刺激到患者的情绪。尤其当患者有错误的言行，而旁人对此做出试图说服、强制性态度、斥责、修正等反应时，更容易刺激认知症患者的情绪，使患者容易产生攻击性言行或陷入激动状态。

七、为行为自圆其说

认知症患者常见的虚构症（Confabulation），应该是患者设法对自己的行为自圆其说。一般人在弥补信息不足的部分时，会运用个人的想象力。"大概是这样吧""应该是这样子的"，可是想象毕竟只是想象，我们也能理解想象与现实有差异。而对认知症患者来说，情况就不一样了。认知症患者和一般人一样，会利用想象力弥补不足的信息。患者并非刻意编造故事，而是在弥补记忆的缺口，结果使自己认为这些故事全是真的。也就是说，一般人会自觉到想象和现实可能有差异。但对认知症患者来说，事情就不是"大概是这样吧"，而是确信"就是这么回事"。因为这些故事弥补的是患者人生经验和日常生活中记忆欠缺的部分，所以故事的情节往往合情合理。

由于故事相当具有真实性，不清楚实情的人听了以后会信以为真。通常这些故事的内容很少会对认知症患者不利，整体来说会以有利的内容居多。"虚构症"是患者解除自身不安的行为，也是弥补情节错乱的记忆的行为，同时也是患者试图自保的行为，我们应将其视为认知症患者的防卫性反应。

第五节　认知症患者常见的各种行为

一、问题行为与行为障碍、认知症的行为与精神症状（BPSD）

认知症是以记忆障碍为中心的认知功能障碍，因认知功能障碍，产生了健忘和定向感丧失、判断力障碍等核心症状。另外，认知症患者还会有游走和攻击的言行、危险行为等各种症状。这一连串行为以往称作"问题行为"，视为增加照护困难的行为。只不过问题行为这种看法，是因为照护者感到有问题，最近医学界开始批评这种想法，批评其并未考虑到认知症患者的立场。

取而代之的常用专业术语是"行为障碍"（aberrant motor behavior）。行为障碍一词的观点，认为是大脑器质性因素引发认知功能障碍，造成了行为上的障碍，而患者的特异行为，必定有其原因。国际间则使用 BPSD（behavioral and psychological symptoms of dementia）这个术语，目前在专家间已经完全通

用。我们将 BPSD 翻译为"认知症的行为与精神症状"，开始
在照护现场慢慢普及。

二、BPSD 的出现原因

　　认知症的核心症状有"健忘""定向感丧失""判断力障碍"
等。核心症状是大多数认知症患者会出现的症状。相对的
BPSD 并非认知症患者的共通症状，有些患者会发生，有些则
不会发生。另外，有些患者会出现单一 BPSD 症状，有些则是
同时发生数种 BPSD，又有些人的 BPSD 内容会随病情发展产
生变化。总之，一切因人而异。BPSD 的出现机制如图 4 - 1
所示，基本上是由认知功能障碍造成的"健忘""定向感丧失"
"判断力障碍"等核心症状，再加上不安、不悦、焦躁、精神压力
等心理因素作用，才引发了这些症状。因此，如果只看最后产
生的 BPSD 考虑应对的方法，往往无法善加应对。

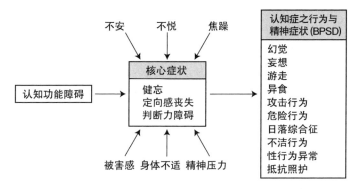

图 4 - 1　认知症的行为与精神症状(BPSD)的出现原因

资料来源：加藤伸司：对认知症造成行动障碍(BPSD)之理解与应对。老年人认
知症照护实践讲座 Ⅱ，151，第一出版，东京(2002)

我们以游走为例，每个患者起身行走的原因都不同。例如"想要出门上班""想要回家""想出门接小孩""觉得无处容身，想要先离开现场再说"。因此，在没有评估原因的状况下，一律采用"一旦发生游走现象，就派人跟着走"之类的应对方式，处置的结果往往不理想。每个患者发起行为的原因都不同，我们必须要仔细评估患者的内心世界是如何思考、有何意图，再来建立对策，即照护计划。

三、与照护者的关系造成的 BPSD

BPSD 的出现原因，还不仅是认知症患者的身体因素与心理因素，不熟悉或不舒适的环境等因素也可能引发 BPSD。此外，认知症患者与照护者的关系也有可能引发 BPSD。适当的环境及照护，可以预防 BPSD，不适当的环境或照护则会引发 BPSD。

例如，当认知症患者做出某些不适当的行为时，照护者会感到精神压力，有意无意之间，对认知症患者也会做出不适当的应对。这种应对态度会传达给认知症患者，引发认知症患者本身的 BPSD。而当照护者对这些 BPSD 感到负担或者不悦时，又会做出不适当的照护行为，新的照护行为又会引发其他 BPSD，形成恶性循环（图 4-2）。

只有照护者能够打破这种恶性循环，可是如果照护者缺乏对认知症的认识，或者与认知症患者的关系恶化，则可能没发现这个恶性循环，或是即使发现也已经没有余力来应对。在考虑应对 BPSD 的方法时，不只要考虑对认知症患者的照护，重要的是要能考虑到对照护者的教育与关照。

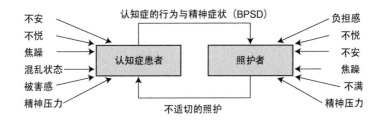

图 4 - 2　认知症患者与照护者之间发生的恶性循环

资料来源：加藤伸司：对认知症造成之行动障碍（BPSD）之理解与应对。老年人认知症照护实践讲座Ⅱ，150，第一出版，东京（2002）

四、认知症临床表现的变化

认知症的症状，是由认知功能障碍引起的核心症状与BPSD重叠呈现的。核心症状部分起因于脑部器质性疾病造成的认知功能障碍，目前难以改善；而 BPSD 基本上起因于心理因素，这部分只要能适当照护与应对，就有改善的可能性。当我们对认知症患者提供适当的照护时，表面看是改善了认知症，其实并没有改善认知症的核心症状与认知功能障碍。如图 4 - 3 所示，提供适当的照护可以减轻认知症患者的心理压力，能抑制或预防 BPSD，结果改善了认知症症状的周边部分。如上所述，若能顺利抑制 BPSD，认知症的外显症状也会有所改变。

第六节　对认知症患者内在世界的理解

认知症会使患者无法用语言适当地表达自己的想法或苦

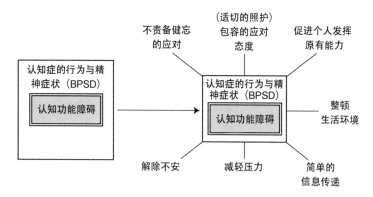

图 4-3　认知症临床表现的变化

资料来源：加藤伸司：对认知症造成之行动障碍（BPSD）之理解与应对。老年人认知症照护实践讲座Ⅱ，152，第一出版，东京（2002）

恼，而我们对于患者体验到的世界又有多少程度的理解呢？我们可以从某天早上 A 先生遇到的情境做个推演。

【A 先生的清晨】

A 先生有认知症的症状，半年前搬进了特别养护老人之家，但是一直无法适应机构生活。

有一天早上，A 先生走出房间后，开始在走廊上漫步。当职员向他打招呼说"早安 A 先生"时，他有点惊讶地回礼说"早安"。当职员对他说"来吃早饭吧"，他回答说"那个，我身上没带钱"。职员又告诉他说"您的儿子 B 先生已经付过了，不用担心"，他却满脸疑惑地回答"B 付过了吗？是这样吗？"。后来职员带领他到餐厅，把餐盘放到他面前，他再一次表示"那个，我身上没带钱……"，所以职员又向他说明"您的孩子 B 先生已经付过钱了，请赶快用餐吧"。用餐完毕后，A 先生心情不稳地又开始四处走动。上星期他曾经走出机构，使得机构必须动员全体员工外出寻找，后来规定只要他一开始自由活动，后面就必须有一名职员跟着。今天早上用餐后，A 先生又开始到处走，所以有一名职员跟在他后面。A 先生在行走时，不时会回头看着职员。

上述的状况，是一般机构中每天常见的事情。从照护职员的眼中看来，是 A 先生一直无法适应机构生活。今天早上吃完早餐后，他又静不下来，开始到处徘徊。而且每次到了用餐时间，A 先生就要重复表示"没带钱"，让职员疑惑为什么他天天讲一样的话，有点不耐烦地重复回应他说"已经向儿子 B 先生收过钱了"。

可是让我们想想，如果站在 A 先生的观点来看，这件事又是什么样的情节。

【A 先生的观点】

一大早醒来后，发现自己在一间陌生的房间里，"这里是什么地方？我为什么在这里？我是怎么到这里的？"发现自己什么事情都不记得。带着不安的心情进入走廊。走廊两边是许多相似的房间，有很多老人躺在床上睡觉，另外有很多穿着同样衣服的年轻人在忙碌着。心想："这里是医院吗？""早安！A 先生。"有一个穿制服的年轻人过来打招呼。慌张之下赶紧回答说"早安"。"这个年轻人为什么知道我的名字？这里是哪里？"正想开口问话时，年轻人突然说"来吃早饭吧"。虽然觉得肚子有点饿，可是发现自己身上没有吃饭的钱，鼓起勇气说"那个，我身上没带钱"，年轻人马上就回答说，"您的儿子 B 先生已经付过了，不用担心"。这时 A 先生心里想"我儿子 B

还在念初中，怎么会跑来付钱。这实在很奇怪。"不过 A 先生决定还是先吃过饭再说。被带领到好像是餐厅的大房间后，看到桌子前有七八个老人在用餐。心里正在疑问"为什么这里都是老人"时，面前便出现了装满食物的托盘。心里想"早餐就是这个了吧"，可是发现自己没带钱。鼓起勇气向年轻人说"那个，我身上没带钱……"不知道为什么，年轻人有点生气地表示"您的孩子 B 先生已经付过钱了，请赶快用餐吧"。心里觉得害怕，决定先用餐再说。心中想着"吃完了得赶紧回家，还要跟公司联系……可是这里到底是哪？总之要先找到出口再说"。吃完饭开始往外走，年轻人就带着微笑走在自己后面。"这好诡异，为什么他要跟在我后面？"

　　A 先生的内心世界，大概会是这个样子。A 先生因为有认知功能障碍，是生活在与现实世界不同的世界里面。而我们是不是没有从 A 先生的内心世界观看，只从现实世界的角度来观察 A 先生的呢？

　　认知症初期，患者可能向我们倾诉自己的不安、焦躁和苦恼。可是认知症是有发展性的疾病，患者会渐渐地无法适当地传达自己的心情与想法。因此，我们必须从认知症患者的片段对话和行为中，推测患者的心情与苦恼。以上记载的认知症患者的心理特征，多数是通过以往的经验得来的，内容未必全面。可是让自己设身处地站在患者的立场思考，应该或多或少可以让自己接近认知症患者内心的世界。

　　刚才介绍的 A 先生的行为，从现实世界看来是"游走"，也是我们认为的行为障碍。可是从 A 先生的内心世界中"走路"的行为看来，却并非障碍，而是有目的的行为。即如果从内心世界看来，行为"障碍"这一词实在不恰当。我们对 A 先生的内心世界，到底能理解到什么程度呢？当我们能对那个世界有所共鸣和理解，自然也就知道怎么样才算是真正的照护了。

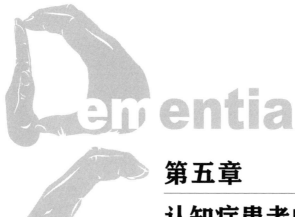

第五章

认知症患者的
周边社会环境

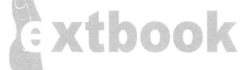

"以克服负面的社会
认知为目标"

第一节　环境对老年人的重要性及
概念整理

一、环境对老年人的重要性

随着老化(个人老化与社会高龄化)的进展,环境在各个层面都会显得重要。在 2002 年 4 月举办的"第二届联合国老龄化世界会议"(西班牙·马德里),通过了"老龄化相关马德里国际行动计划 2002"[1]。计划中汇整了三项"应优先之方向",第三项是"确保能提高自身可能性之环境"。项目的基本说明中表示"所有的老年人,皆有在能提高自身可能性的环境中生活的权利"。其后列举了四项课题:① 住宅与生活环境;② 照护与照护者协助;③ 遗弃、虐待、暴力;④ 老化的形象。其中第三项课题尤其与社会环境相关,因为身体、心理、情绪、经济等虐待是所谓人为环境。而第四项课题论及对老化及对老年人的社会认知,在今日看来依旧意义重大。

对于本文的主角认知症患者来说,各种层面的环境都很重要。这方面的议题已有许多研究人员及专家提出例证。例如著名的室伏"老年认知症患者照护原则(20 条)"[2]之中,列举有"找回熟悉的伙伴""从生活及特定情况的角度看待老年人""不得藐视、排除、拒绝老年人"等项目,强调环境要素的重要性。再从根本来说,基于社会工作的立场,对待认知症患者的原则之一,就是要设法整顿、调整物理环境、人际环境、专案的环境（处置的内容与方法）[3]。另外，吉川基于精神保健立场，表示"应该从生活环境观点重新审视生理环境障碍，即大脑障碍所造成的'认知障碍'，以两者共通的生活障碍为焦点，理解心灵的老化"[4]。

至此为止，我们重新确认对于老年人及认知症患者来说，具备各种要素的环境的重要性。以下我们首先将依据这些要素，为老年人的整体环境分类。其后依据本文的主题"认知症患者的周边社会环境"，说明社会环境的概要。

二、老年人环境整体概念整理

对老年人来说，广义的环境可以分类如下。

（1）物理环境：① 住宅环境；② 机构环境；③ 社区环境

（2）社会环境：① 社会关系环境；② 协助生活的照护环境；③ 社会认知

物理环境在前述的联合国高龄化世界会议之中，汇整为"住宅与生活环境"。住宅的定义，包括作为居住场所用的个人住宅或共同住宅环境，以及需要一定程度协助、照护时的居住空间。广义的住宅环境，还包含社会福利资源等在内。物理环境包含了住宅环境周边的社区环境（道路、交通、医院、公共场所、购物、公园等）。

以往研究老年人物理环境时，关心的是应对身体功能衰退的老年人的课题或方法。针对认知症患者的物理环境对策与研究才刚刚起步，详细内容请参照本教材系列的相关章节。

另一方面，在老年人社会环境中，"社会关系环境"代表家庭关系、近邻、朋友、熟人等非正式环境，以及通过设定目标和成立议题，还包含了就业、社会参与等相关社会活动。在老年人的社会生活中，无论是否需要协助或照护，都是在非常基础的社会环境中。因此即便与"协助生活的照护环境"有连续性和相关性，还是要区分开。

如上所述"协助生活的照护环境"，是某种社会生活协助（经济支援、与生活整体相关的咨询、信息等），以及包含认知症在内，当身心功能衰退时必要的照护环境。其在联合国高龄化世界会议的环境分类中被列为"照护与照护者协助""遗弃、虐待、暴力"，将焦点放在照护环境上。这是因为照护环境的政策课题优先度较高。

"社会认知"，就相当于联合国高龄化世界会议环境分类中的"老化的形象"。不过"社会认知"，不能只从形象等表层意义来看，而是必须要掌握由历史、社会结构形成的社会意识。社会认知对一般老年人而言很重要，对认知症患者来说，更加重要的是社会环境。

三、向认知症患者提供的"协助生活的照护环境"概要

对认知症患者来说，协助生活的照护环境与社会认知是重要的课题。其中关于协助生活的照护环境，在本系列教材中主要由《认知症照护的社会资源》一书重点介绍。在本章中只简单整理其概要内容，而将讨论焦点放在本系列教材中较少涉及的社会认知上。在推动对认知症患者的正式及非正式照护时，不仅专门人员，家庭照顾者、社区居民等对于认知症及认知症患者是否有足够的理解与态度，是最基本且意义重

大的事情。然而，在这些方面，无论是研究还是执行现场都尚未能充分讨论。

首先要讨论对认知症患者提供的"协助生活的照护环境"概要。这个环境是指广义的社会资源。社会资源可以分为物质资源、人力资源、文化资源等，其中与"协助生活的照护环境"相关的社会资源，一般归类在正式照护与非正式照护之中。所谓的正式照护，是依据制度框架，由政府行政机关及营利、非营利民间团体提供的照护。非正式照护则是由家人、亲戚、邻居、朋友、熟人、义工等提供的非制度化照护。不过，在义工中另有依据制度的收费义工，而且近年来因为服务供给多元化，使得坊间出现介于上述两大类之间的照护服务，所以实际上并不能单纯地一分为二。此外，上述所谓照护，不仅是指照护行为，还包含对整体生活的各种协助。

日本的老年人照护，长期依赖以家庭为中心的非正式照护。为了应对第二次世界大战后急速的工业化、都市化、家庭功能衰退的社会现状，近年来才开始整顿以照护保险制度为中心的正式照护环境。若要应对今后持续进展的高龄化、长寿化问题，进一步推行正式照护是不可或缺的。同时为了取代家属，或者为了协助家属，如何以社区为中心形成多元化的非正式照护，也是重要的课题，必须以个人层级、地方层级的立场，建立能善用上述各项照护特征（表5-1）的照护组合方式。以下将针对认知症患者的照护，具体讨论如何应用表5-1两大类照护特征的组合课题。

表5-1 正式照护与非正式照护的基本特征

	正式照护	非正式照护
照护提供的基础	制度、组织	自发性、非组织性
适合的照护种类	技术性、信息性照护	情感性照护
专业性	专业	非专业

以正式照护提供的照护制度、组织为基础,包含照护保险在内。另外还需要专门针对认知症的老年人医疗制度与机构,早期发现及预防的保健制度,与机构及相应的社区网络。适于正式照护中的技术性、信息性的照护,包含居家照护访问、就诊服务与团体家屋,以及为重度认知症患者提供的照护保险措施的机构照护,还有适合上述服务的照护管理。另外,上述的早期发现及预防机制、为照护家属提供的咨询服务等,都是不可或缺的信息性照护。正式照护的专业性,结合诊断、治疗方面的医学专业,可以累积、发展出最符合认知症患者心理、行为的照护专业性。其相关内容在本系列教材中将会详细论述。

另一方面,非正式照护的基础,须期待家人、社区居民、义工的自发性。在面对认知症患者时,对认知症的错误理解及意识往往会妨碍人员的自发性。此外,非正式照护的特征在于不受组织约束的弹性应对。不过面对认知症患者时,必须留意提供一定程度的组织性应对。例如,若希望社区居民关注游走的认知症患者,并迅速适当地与有关机构联络,则居民之间必须对关注的方法及信息有共识,做出组织性的应对。在非正式照护的情感照护方面,以家属来说,"照护者支持团体"等互助组织能发挥极为重要的情感支持。往往社区居民和义工提供的，也并非针对认知症患者本人，而是以家庭照顾者的情感辅助为主。另外，非正式照护的特色并不在专业性方面，非正式照护必须由专家对"照护者支持团体"提供一定程度的协助，以及由专家向社区居民进行宣传、教育活动。

第二节　对认知症患者的社会认知的现状

一、克服老化的课题

这里所谓"社会认知"，定义为对于认知症这个疾病及患者，医疗、保健、社福、照护等专职人员的想法及态度（包含行为倾向），同时也包含家庭照顾者及社区居民（包括老年人）的一般、实际的想法和态度。更广义者则包括整个城市居民的社会心理。

不过在对认知症患者的社会认知中，潜藏有歧视一般老年人的老龄歧视（ageism），因此克服歧视便成为最基本的课题。以下将简单叙述课题的相关内容。最先对老龄歧视提出批判性研究的学者，是美国的精神医学家罗伯特·蹼托拉（R. Butler）。他对老龄歧视的定义是"就像人种歧视和性别歧视通过皮肤颜色和性别达到目的一样，老龄歧视，是以上了年纪为理由，设法将对象列入一个组织框架的歧视中。（中略）老龄歧视，承认了这个以生产至上的社会，对非生产者采取一种视同废物的态度的现实，并且通过由承认现实，避免正面处理这项问题"。更重要的是，他认为在老龄歧视的影响之下，老年人也将歧视内化,产生自我否定的态度[5]。

有鉴于对老化和老年人保持强烈否定态度的社会认知,自 20 世纪 80 年代以后,主要的研究及政策目标开始强调积极健康的老年生活。这种观念,以身体健康且生活有目标为重点,大力提倡生理、精神充实的高龄期的"成功老化(successful ageing)",以及参与劳动及社会活动,充满动力的老龄期的"老有所为(productive ageing)"。这种趋势可视为"老化研究的范例转换"[6]。不过必须注意的是,也可能是因为现实中否定老年人的观念过于强烈,从而刺激出了这种极端相反的论调。

关于这一点,值得瞩目的观点有艾德曼·幞尔莫(E. B. Palmore)的"正面的老龄歧视"。其表示,所谓正面的老龄歧视,是过于强调"亲切""智慧""可靠""富裕""政治力""自由""年轻不老""幸福"等价值的态度及行动[7]。他本人并未批判"成功老化"和"老有所为"的思想。重要的是他提醒了众人,对老年人的观念除了负面的刻板印象之外,可能还有正面的刻板印象存在。

在接下来讨论对认知症患者的社会认知之前,要先克服老龄歧视面对的课题。

最基本且重要的前提条件,是要对老化及老年人保持毫不偏颇的科学认知。即使仅从生物医学的角度来看,老化的呈现方式也相当多元,而且个体间差异颇巨。如果再加上社会行为科学的角度,如劳动、所得、家庭、社会参与等,无论从哪个角度看来,老化的呈现方式都很多元,有正面的要素也有负面的要素。综合各个层面形成的每位老年人的实际状况,自然更加复杂多元。因此，无论负面也好、正面也好，我们势必要避免自己对老化和老年人抱持偏颇、刻板的观念。我们必须考虑到，每一位老年人都是在长期生活与心情的压力之下，累积了各种负面要素与正面要素，度过无可取代的独特的人生。如何让社会及旁人以"有尊严的个人"来接纳这些长者，是我们面临的基本课题[8]。关于这点，稍后会在第三节的"建构老龄化政策的普遍理念"中进行讨论。

二、认知症患者的社会认知现状与问题

接下来要讨论目前社会上对认知症抱持什么样的想法与态度，并针对问题所在，分成家庭照顾者、民众、认知症患者相关专职人员等个别讨论。

（一）家庭照顾者

在家庭照顾者的想法与态度方面，过去以家人对老年人的抚养意识，以及与其相对的社会抚养意识为中心。随着照护问题的一般化与深化，社会也开始关心包括认知症老年人在内，对需照护老年人的家属照顾负担问题。在学术研究方面，也开始以上述问题为中心进行研究。然而，在这些问题的背后，对于认知症等需照护老年人的"扭曲的理解方式"，只有家属照顾课程等作为讨论课题，能进行广泛社会性研究的案例十分稀有。至于居民及社会的想法与态度，几乎无人在意。另外所谓"扭曲的理解方式"，定义为对认知症等疾病未通过科学观念正确理解，或者对患有疾病、障碍的人，以疾病、障碍为理由持有歧视或偏见。

在少数的研究案例中,下面两例为我们提供了宝贵的信息。首先,由加藤等人对49名在精神专科医院参加日间照护的认知症患者家庭照顾者进行调查,调查报告中与本文主题有关的答案比例如下所示[11]。

(1)"总是会注意到或在意老年人的缺点或失败"75.5%。

(2)"对老年人办得到的事情,做出事后检查或动手修改的行动"67.3%。

(3)"禁止老年人做任何事情"51.0%。

(4)"曾经因为老年人而觉得出丑"49.0%。

(5)"忽视老年人的辩解或抗议"38.8%。

(6)"会开口指责老年人的缺点,例如不中用、懒散"24.5%。

(7)"调侃、耻笑老年人的失败"18.4%。

除了(2)以外的回答,广义来说是对认知症患者抱持否定的、拒绝的想法与态度,而(2)则是代表过度干预。过度干预,广义上也属于"扭曲的理解方式"。加藤等人认为,产生这种想法和态度的原因,在于照护负担及照护不安,以及对认知症缺乏正确知识,认知不足。对此,社会有必要提供协助,使这些家属能解除引起这种想法的原因。

下垣等人也曾进行过类似研究,以精神专科医院门诊的105名认知症患者家庭照顾者为对象,进行与照护相关的想法与态度的49项调查(与上述研究内容大致相同)。在分析回答之后,他们筛选出干涉的态度、不安感和负担感、拒绝的态度这3项,而影响这些态度出现的原因[12],报告中并未指出值得参考的意见。这项研究意义重大的地方在于,确认了家庭照顾者的想法,除了不安感、负担感之外,还包括拒绝及干预的态度。

(二) 社区居民及一般市民

相对于家属,社区居民及一般市民对认知症患者的想法,几乎没有任何调查与研究可循。唯一的前例应该是本间医师进行的调查(以东京都、大阪市、仙台市三个地区的居民为对象,以下仅介绍东京都的结果)。调查结果的回答比例如下:① 未曾认知认知症是"疾病"的为 40.6%;② 因为不了解所以觉得可怕的为 62.2%;③ 与邻居往来会变得困难占 21.0%;④ 觉得羞耻占 16.3%。另外对自己可能罹患认知症而感到不安的回答占 41.6%,对亲友罹病感到不安的却高达 98.2%,几乎所有人都感到不安[13]。虽然只有这项调查作为佐证,但一如预期的那样,社区居民对认知症缺乏正确的认知,也因此普遍感到不安。

(三) 与认知症患者相关的专职人员

除了以上谈及的家庭照顾者和社区居民、市民之外,一直都有人指出接触认知症患者的医师及保健、社会福利、照护人员等专职人员,对于认知症同样认识不足、理解扭曲。然而医学界几乎没有正面调查、研究这项问题的案例,仅在服务现场或研讨会等专家会议中略为提及。笔者曾出席的东京"认知症老年人综合对策检讨委员会"的报告[14]中,曾对家庭医师提出"在诊察有认知障碍怀疑的老年人时,不可将症状单纯认为是老化造成……"。虽然报告中并未直接点出,但字里行间可见家庭医师对于认知症缺乏认知、理解。报告中同时对照护师、居家照护员、日间照护员、机构职员等专职人员提出："须有对认知症老年人的正确理解与知识……"报告以课题的形态，指出相关人员缺乏对疾病的理解和知识。

对于上述课题，将在第三节的专职教育中，针对改善认知症社会认知再进行讨论。

第三节　改善认知症患者周边社会认知的课题与方案

一、建构高龄化政策的普遍理念

鉴于上述对认知症患者的社会认知的历史与现状，以下将讨论试图改善现状的课题。在挑战课题时，必须针对认知症患者等全体老年人，从个人的、社会的老龄化角度，重新审视国家的政策理念，并从全球化观点重新建构理念。因为与认知症患者周遭社会认知相关的课题，会受到推动高龄化政策时的基本理念与目标方针的深刻影响。

(一) 日本的老人福利理念

首先要重新整理日本老龄化政策基本理念的现状与问题。众所周知，日本的老龄化政策基本理念，是根据日本老年福利法（1963 年制定）第二条"敬老"与"生活保障"，以及第三条"社会参与"转化而来。对认知症患者的社会认知来说，最重要的理念应是"敬老"，因此以下将针对敬老的观念持续讨论。

在原本的观念中，年长者和老年人会无条件成为尊敬的对象。不过在现代社会，这却可能是某种形态的高龄歧视。因此，老年福利法解释为这是在实绩主义及能力主义影响下正当化的结果[15]。实际上，就连日本老年福利法中都提到"老年人多年助益社会进展，且具备丰富的知识与经验，因而受人敬爱"。然而，这种注重成就、能力至上的理念，与急速成长的青年文化、崇尚年轻的价值意识有着同样的根基。

由此可知，日本老年福利法中的敬老理念，是以特殊文化为背景，加上实绩主义、能力主义的现代观念。这些因素使得敬老在两个层面上，大幅偏离后述的以人类存在为依据的普遍价值观。在改善认知症患者的社会认知时，势必要设法摆脱这种观念。

另外，为推动社会保障的相关政策，以及更多元的老龄化政策，日本在 1995 年制定"老龄社会对策基本法"。法案中规定老龄社会的基本理念为"国民终生都为构成社会的重要一分子，受到尊重……"（第二条二款）。这是日本老年福利法中没有的，让人联想起普遍价值观的要素，因而受人瞩目。不过与后述的普世价值理念相对照，依然会让人认为内容还是比较笼统[16]。

（二）以尊严为普遍理念

与日本的老年福利法敬老理念相对应的，是 1991 年联合国通过的"联合国老年人原则"。原则共分为自立、参与、照护、自我实现、尊严等五项，其中对认知症患者的社会认知影响最重大的原则，是以下要讨论的内容"尊严（dignity）"。

"老年人应在尊严及安全之下，从榨取其身体、虐待其精神的生活中解放，得以安享晚年。无论年龄、性别、人种、人群背景、障碍及其他，亦无论其地位高下，都应受公平待遇，无论个人经济贡献多寡都应受尊重"。

简单来说，这项理念意味着"无论年龄或成就、能力"，与日本老年福利法的敬老正好相对。原本"人类尊严"这项理念，是在第二次世界大战后"被普遍接受为人权理念的基础"[17]。换句话说，这项原则起始于世界人权宣言（1948），后来发展成对于签署国具有一定法律约束力的国际人权公约（1966），是世界基本人权的基础理念。基本人权是社会保障、社会福利的基础，详细规定参见国际人权规约 A 规约"经济、社会及文化权利相关规约"。在日本宪法中，则相当于第二十五条生存权规定及第十三条的生命、自由、幸福追求权的规定。

而"尊严"这项理念，是经济、社会、文化权利的根源。这项人权来自不能以上述权利囊括的人类存在本身。也就是说，即使通过社会保障制度等，保障了生存和生活等基本条件，但如果因为身体、精神有疾病或障碍，在物质或精神层面的人际关系受到歧视、偏见、虐待等，也意味着无可取代的尊严受到了侵害[18]。从这层意义来说，这是对认知症患者周遭社会认知最重要的理念。

二、改善认知症患者社会认知的方针

以下将依据前述的老龄化政策基本理念，探讨应当提出哪些具体方针，设法改善认知症患者周遭的社会认知。我们将分两项进行讨论：① 对家庭照顾者、社区居民及市民实施教育宣导；② 医疗人员、照护人员等的专职教育。

（一）对家庭照顾者与居民实施教育宣导

关于对家庭照顾者的教育，方才引用的加藤等人的研究报告中，已整理了对家属提供辅导的基本要点。在此仅介绍关系较密切的主要事项[19]。

（1）理清现在的患者能做到什么、做不到什么。使其了解强迫训练患者从事做不到的事情不但没有效果，反而会给双方造成负担。指导其思考如何协助患者维持现有的能力与功能。

（2）提供认知症病情发展所引发的各种行为障碍的预备知识，使其能做好心理准备，在遇到状况时能不慌不忙地应对。

（3）为使直接照护者以外的家庭成员能有共识，必要时可请其他家庭成员到场咨询讨论。

报告指出，进行以上的咨询、教育辅导后，以整体倾向而言，家庭照顾者对认知症患者严格的支配性态度及干预态度可以有所改善。然而，即使没有这种研究报告，在服务机构和家属照顾课程等方面也已经对家庭成员推出多种类型的协助服务。迄今为止，通过实际教学，顺应个别照护状况，提供与认知症患者相关的正确医学知识、经验知识（及信息）的教育，已改变了家属照顾现场的社会认知。众所周知，这些改变有益于提升认知症患者照护的品质，改善家庭照顾者的负担。

不过重要的是，这些向家属提供的咨询与教育协助，并不能够单独发挥效果。必须要整合出能实际减轻家庭照顾者负担的适合服务制度，并推广给照护人员加以利用。

而在社区居民和市民的宣传活动方面，日本各地区针对中高龄居民的讲座中，已有部分推出与认知症相关的内容。然而场次与听众人数都有所不足，内容也多以认知症的医学知识和照护方法等直接相关的知识和信息为主。这些固然是基础且有必要的课程，但目前更需要依循前述"人类尊严"的基本理念，积极推动改善对认知症患者的偏见与歧视等观念的教育与宣传。

最近电视、广播等媒体频繁推出认知症的节目。但即便如此，从消除对认知症和认知症患者的偏见、歧视的教育角度看来，普及度仍旧不够。在前面引用的"老龄化相关马德里国际行动计划 2002"的"应优先的三方向"中"课题四：老化的形象"的内容，便格外强调媒体扮演的角色与重要性[20]：

"对于媒体，应奖励其改善民众对障碍老年人等（中略）老年人的形象。（中略）奖励其不再重复宣扬刻板印象，阐述人类具有的复杂多元性。"

另外，在此要强调，有关认知症的教育、宣导活动，有必要对儿童尽可能实施早期教育。依据中野等人的研究[21]：① 对于老年人，小学生比中学生有较多的肯定印象；② 在小学生中，学龄越低对老年人越能持肯定的印象；③ 小学生、中学生共通的是，在小时候（学前）与祖父母的交流经验越多，对老年人越能抱持肯定印象。

要找出教育的方法，使儿童对认知症和认知症患者抱持正确理解，并非容易的事情。不过市面上已经出版了这类内容的绘本。我们期待今后能研究出更多方法，运用在学龄前后的教育中。

由于长年使用的"痴呆"一词，具有歧视色彩。因此，日本内阁厚生劳动省在 2004 年 11 月通过了新的名称，为"认知症"。在会议之后，决定以"认知症"为行政用语。而在 2005年日本修订照护保险法时，也将其列为法律用语。另外从2005 年起，至 2015 年止，为促进日本国民正确理解认知症，日本推动了长达 10 年的"社区理解认知症活动"。

除此以外，如何以各种大小团体为主体，从个人和团体角度开展活动，避免老年人本身对老化和认知症也抱刻板印象，将是今后的重大课题。

(二) 专职教育

在这方面，首要课题自然是在专职教育机构学习以及就职后继续教育过程中，如何充实教育内容的质与量。在这里要特别指出质的改善课题。

第一点，要彻底执行前述高龄化政策的普遍理念"人类尊严"为基本之人权教育。要由专职人员率先行动，除去已经刻板化的对认知症患者的想法。

第二点，随着老年人服务的制度化与专业化发展，专职人员因为必须将人类视为诊断与分析的客观对象，长期下来渐渐出现了欠缺对整体人类理解的风险。在这种局面下，我们可以模仿山中[22]的尝试，将专职人员的立场刻意改为"闲人"（普通人）的立场。让人员自行改善研习与督导（supervision）

的方法,或通过专职人员个人的努力,改进关于诊疗和协助过程中接触老年人的方式。我们相信这样做,有助于专职人员了解认知症患者在罹病之前,原本就已经是一个完整的个人。

第三点,与第二点密切相关。从认知症照护观点来说,即使是照护认知症患者,仍要以患者的主体性为照护的根本,如此一来能让专职人员脱离对自己职业或角色的刻板印象与既定观念,有助于改善认知症患者的症状与生活质量。

关于这一点,在此介绍石仓在某家日间照护机构实行"与认知症共生"计划的报告[23]。这项计划的特色为:① 先不管家人的诉苦,着眼在患者本人的想法如何;② 在众人面前证实健忘现象的存在,大家一起确认健忘并非可耻的事情,而是相当辛苦的;③ 找出以认知症患者为主角的场面(例如发表患者的笔记、大家一起食用患者烹煮的菜肴等),由周围提供协助,借此为患者提供容身之处;④ 通过上述实践内容,使患者精神稳定,恢复朝气;⑤ 观察患者恢复的状况,引导专职人员、周围人员和家属对认知症患者的既定观念。

在认知症团体家屋等机构中,应该也实行过同样的活动。我们需要的是能率先实行这类活动的专职人员。另外,这种活动与前述消除老年人的刻板印象、提升个人主体性的课题也有关联。

参考文献

[1] Political Declaration and Madrid International Plan of Action on Ageing: Second World Assembly on Ageing. Madrid, Spain, 8 – 12 April 2002, 38 – 45, United Nations, New York(2003)

[2] 室伏君士: 对认知症老人的理解与照护.43 – 56,金刚出版,东京(1985)

［3］根本博司：认知症老人的机构处境.(全国社会福祉协议会认知症老人处境研究会报告)对认知症老人的理解与处境.23－48,全国社会福祉协议会,东京(1986)

［4］吉川武彦：生活环境与认知症；如何看待心灵的老化.OT Journal,34：383－386(2000)

［5］罗伯特·幨托拉(中薗耕二监译,Greg、中村文子译)：老后为何是悲剧?.5,Medical Friend 社,东京(1975)

［6］安川悦子：现代老化研究的课题与展望；以文献改题为线索.(安川悦子,竹岛伸生编着)打破"老年人神话"；现代老化研究的射程,3－47,御茶の水书房,东京(2002)

［7］艾德曼·B·幨尔莫(铃木研一译)：年龄歧视；老年人歧视的实况与克服之展望.166－168,明石书店,东京(2002)

［8］冷水丰：老化与老年人.(『新版·社会福祉学习双书』编辑委员会编)新版·社会福祉学习双书2003 第2卷老人福祉论.2－15,全国社会福祉协议会,东京(2003)

［9］新村拓：从历史看认知症老人.OT Journal,34：387－390(2000)

［10］副田义也：现代日本之老年观.(伊藤光晴,河合隼雄,副田义也、其他编)老化的发现2：老化的模范转换,88,岩波书店,东京(1986)

［11］加藤伸司,池田一彦,平田进英、其他：对认知症老人之照护家族意识、态度及其变化.老年精神医学,4：779－789(1987)

［12］下垣光,加藤伸司,藤森和美、其他：照护者对认知症老人抱持的意识与态度.老年社会科学,11：249－263(1989)

［13］本间昭：以地区居民为对象之老年期认知症相关意识调查.老年社会科学,23(3)：340－351(2001)

［14］认知症老年人总合对策检讨委员会：建构对认知症老年人之综合支援体系,29,45,东京都老年人施策推进室(1997)

［15］副田义也：现代日本之老年观.(伊藤光晴,河合隼雄,副田义也、其他编)老化的发现2：老化的模范转换,101,岩波书店,东京(1986)

［16］冷水丰：老人福利理念.(野田爱子,升田纯编)高龄社会与自治体；新的成年监护体系之摸索与建构,15－24,日本加除出版,东京(1998)

［17］青柳幸一：个人的尊重人类尊严,6－7,尚学社,东京(1996)

［18］冷水丰：老人福利理念.(野田爱子,升田纯编)高龄社会与自治体；新的成年监护体系之摸索与建构,17,日本加除出版,东京(1998)

［19］加藤伸司,池田一彦,平田进英、其他：照护家族对认知症老人之意识、态度及其变化.老年精神医学,4：787－788(1987)

［20］Political Declaration and Madrid International Plan of Action on Ageing；Second

World Assembly on Ageing. Madrid, Spain, 8 - 12 April 2002, 45, United Nations, New York(2003)

[21] 中野いく子,冷水丰,中谷阳明、其他:小学生与中学生的老人印象;以 SD 法测量及比较.社会老年学,39: 11 - 22(1994)

[22] 山中康裕:老化灵魂学.7 - 39,筑摩书房,东京(1998)

[23] 石仓康次:理解认知症老人;从福祉社会学着手.立命馆人间科学研究,1: 125 - 134(2001)

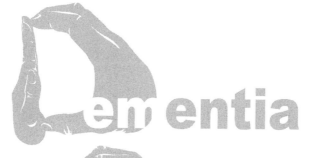

第六章

认知症照护的
理论与原则

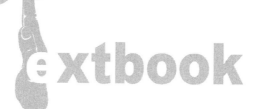

第一节 照护的理论

在认知症患者的照护方面,原则上最希望遵守的,是要协助患者能独立生活,让认知症患者的生活尽可能贴近其期望的模样。所以,重要的是,要能确认患者期望有什么样的生活、现在处于什么样的心情、需要什么样的帮助,一边与患者确认一边照护。因为我们单方面认为对患者好的事情,有时可能适得其反。尽管我们时常烦恼该如何应对,但是在照护时,照护对象才是主角。因此,即使认知症患者病情加重,到了难以理解语言和动作的阶段,也要尊重患者身为"人"的身份。

因此,我们应该从多个层面评估患者的状态,确实掌握其目前的状况,洞察其需求。这对于减轻照护者负担、提升照护品质,是相当重要的。

第二节 照护的原则

即使上了年纪,即使身体有了障碍,人在生活时依旧有住想住的地方、做想做的事情的权利。理想而言,要能协助认知症患者尽可能按照自己意愿,过自立的高品质生活。重要的是,要能准确评估、掌握认知症患者的能力与功能障碍,协助患者过个人的生活,尽可能弥补患者不自由的地方。

照护的原则列举如下:

（1）尊重主体性、尊重自主决定。

（2）维持生活延续性。

（3）保障自由与安全。

（4）排除侵权行为。

（5）社会交流与尊重隐私。

（6）注重个别差异。

（7）忌讳急速的环境变化，追求舒适有弹性的生活环境。

（8）重视个人具有的能力，协助其找回求生意愿与希望。

（9）维持个人的尊严。

（10）维持身体良好状况与预防并发症。

（一）尊重主体性、尊重自主决定

原则上我们必须协助患者过其想要的生活。尽管患者期望的生活往往与现实不符，但照护时还是应尽可能帮助患者过期望的生活。另外，在提供协助时，要设法察觉患者感到不自由的地方，思索如何减少这些不自由。随着认知症病情发展，患者会渐渐难以表达对生活的需求和愿望。因此，应当尽可能在认知症病情尚轻时，确认患者的想法与心愿，以及希望如何走完人生的最后一段路。如果在接手照护时，患者已经无法表达意识，那么照护时要通过本人的意愿与家属意见，综合判断是否会对患者造成不利或不便。

（二）维持生活延续性

照护时要注意让患者能维持自身的生活风格。采取尽可能不改变生活环境和生活节奏的应对措施，接触患者时要有包容的、支持的态度。

（三）保障自由与安全

理想而言，要能建立使患者安心接受照护的信赖关系，以及建构能保障自由的生活环境。在患者困于偏离现实的思想，妨碍到周围人员生活时，原则上不要违逆患者的说法，要包容患者，设法应对使其转换心情。

（四）排除侵权行为

认知症患者在身体、心理以及经济层面的权利都容易受到侵害。当患者难以理解各种事物，或者无法表达意思时，提供照护的人应当注意提供的服务内容与协助方式是否会侵害到患者的权利。

（五）社会交流与尊重隐私

人类一方面需要适度与他人交流，一方面又需要保留不让他人介入仅属于自己的时间与空间。无论是否罹患认知症，这都是在日常生活中常见的需求。接受居家照护时，患者容易缺乏社会交流，陷入孤独状态，机构照护则有缺乏个别应对与不尊重患者人格自由的倾向。因此，患者需要整顿生活环境与适当应对措施，以保障上述需求获得满足。

（六）注重个别差异

理想状态下，必须能配合每个患者的生活步调，提供个别应对方式。每个人的现在，都是过去长年生活的累积，都有不同的生活嗜好。此外，每个人脑部障碍部位与疾病程度也各有不同。要注意尽可能彻底理解病情，充分了解患者的生活方式与喜好，提供使生活更加丰富的照护。

（七）忌讳急速的环境变化，追求舒适有弹性的生活环境

人在生活时需要舒适的环境，以及能刺激脑部活动，有小幅变化的环境。理想而言，可以从音乐、艺术、植物、宠物、风景、食物等方面获得舒适的刺激，丰富日常生活，提供让人安心的环境变化。

一般来说，老年人的适应能力较低，认知症患者在这方面的倾向更为明显。因此，在搬家或迁入机构时，应当避免急速的环境变化，设法使患者逐步适应环境。

（八）重视个人具有的能力，协助其找回求生意愿与希望

我们面对认知症患者时，往往容易着眼在已经产生障碍的功能上。其实重要的是，必须注意对象既有的能力，思考如何善加运用，并且要提供协助，渐渐地激发患者因失望而丧失的自信心。

（九）维持个人的尊严

即使在认知症病情恶化、患者难以交流的状况下，依旧有必要维持人的尊严。所以，必须抱有尊重的态度，照护患者走完人生最后一段路。

（十）维持身体良好状况与预防并发症

设法维护患者的身体状况，可以让患者的精神也能较为

平静稳定。一般在罹患疾病或遭遇骨折等事故时,人的精神容易陷入混乱状态,旁人在应对时要耗费许多精力。同样的,认知症患者随着病情发展,对于痛觉和身体异样的感受力会变差。另外,对周围状况的掌握能力与认知能力衰退,容易发生意外事故。

照护者应该想尽各种方法,让日常生活有适度变化并设定目标,减缓患者的日常生活功能衰退。同时,留心整顿环境与患者的身体状况,尽早发现患者的身体状况变化,预防病情发展及意外事故发生。

第三节 对认知症症状的应对与评估

一、认知症的核心症状与认知症的行为与精神症状(BPSD)

认知症的症状如图 6 - 1[1]所示,分为核心症状与认知症的行为与精神症状(BPSD)。核心症状有记忆、定向力、判断力、理解力、行为与认识等障碍,产生的障碍随认知症的种类而异,但随着疾病发展,病情会逐渐加剧。一般来说认知症对治疗不易产生反应。

BPSD 是造成认知症照护困难的重大因素,不过通过适当的应对方式或治疗,可以减缓症状。一般认为,以记忆障碍为主的认知障碍,会使患者陷入混乱与不确定、不安与纠葛等情绪中。这些情绪是造成 BPSD 的因素。

在从事认知症照护时,应注意让患者保持规律的日常生活节律,维持良好的身体状况,避免发生跌倒或骨折等意外事

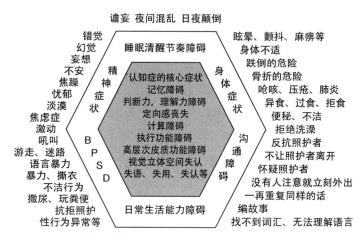

图 6-1　认知症的核心症状与认知症之行为与精神症状（BPSD）

资料来源：小林敏子,桥本笃孝：认知症照护手册.3,World Planning,东京(2003)

故。研究显示,在白天运动、晒太阳,可以调整清醒与睡眠的节律。另外,在与人沟通时,非语言沟通往往要比语言沟通有效得多[2, 3]。如果注重非言语沟通,巧妙发展沟通技能,就能建立良好的人际关系。此外,要协助患者发挥剩余的家务能力,让患者能在生活中担负责任,这也能让患者在日常生活中找到乐趣。

尽管 BPSD 会使认知症照护变得困难,但如果能细心护理,解除症状根源带来的不安与混乱等情绪,就可以减轻症状。如果仔细观察、分析患者的言行,往往可以发现不安的原因所在,能够找出如何减轻混乱的方法。如果不安或混乱的情形严重,可以考虑使用药物控制。

要防止认知症的核心症状发展并不容易,但若能改善

BPSD,患者的生活就会过得稳定,减轻照护负担与对未来的不安,也能改善患者的生活品质。

二、社会状态评估与掌握需求

在进行认知症照护时,首先要搜集有关患者的信息。必须掌握的重要信息有病因、发病经过、严重程度、认知症的合并症状、目前造成照护困难的症状、身体状况、日常生活活动、简历、性格、日常娱乐、与家人朋友的关系、经济状况、患者身处的社会背景、病识感与对疾病的态度等。为了让患者有安详的生活,必须掌握哪些信息是必要的,以及患者的需求为何。

我们必须从上述各种角度,评估、探讨患者现在的状况。为了保障患者本人能拥有更好的生活,还必须掌握患者的需求。在决定照护方法时,理想而言要与患者和家人、其他协助者一起讨论,同时多方面利用社会资源,以团队方式寻找更加合适的解决方案。

第四节　对照护者的支持

在从事居家照护时,家庭照护者往往身心俱疲,同时又对今后的发展感到不安与空虚,情绪易陷入忧郁状态。另外,患者的认知症症状也可能使家庭陷入混乱状态。又由于照护环境往往孤立于外界,容易有家人对患者,或者患者对家庭照护者发生暴力或虐待的状况。

　　从事认知症照护时，不仅要照护患者，对家庭照护者的支持也不可或缺。专职的照护人员应当细心聆听家庭照护者的话，理解他们的心情。同时还要充分了解哪些部分造成的照护负担最重，从而提供精神上的支持。通过介绍情况类似的照顾者支持团体或分担部分照护工作、减轻其经济负担等方式，可以使照护者在身体、心理层面得到休息和缓解。结果可使照护者对待患者的方式更加温和，减轻患者的不安和混乱，保障患者有更好的生活质量。

参考文献

[1] 小林敏子,桥本笃孝：认知症照护手册.World Planning,东京(2003)

[2] Santo Pietro MJ, Ostuni E：Successful Communication with Persons with Alzheimer's Disease An In-Service Manual. Elsevier Science, St. Louis (2003).

[3] 小林敏子监译,山下真理子译：与活在认知症的人的沟通手册.JIHO,东京(2004)

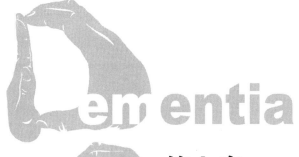

第七章

照护团队

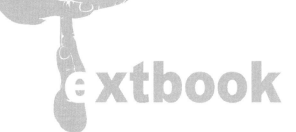

第一节　医疗、社会的团队照护

一、成功团队照护的共通性质

所谓团队照护，是指不管组织种类与性质如何，都可以建立共同作业团队，为团队注入活力，以求期待的效率与照护品质的照护模式。

为使团队照护成功，每个成员都必须深刻了解到现今具备有效且重要的知识、技能的，不是只有自己。同时要准备好能维持有效联系的沟通模式[1,2]。以下要介绍的，是使团队照顾成功的沟通模式的四大共通特质。

（一）开放且有效的沟通

要达成有效的沟通，必须仔细感受彼此所有的语言、非语言讯息，让分享感受的照护者之间、照护者与患者，以及患者之间能拥有一个沟通的"开放平台"。因为有"开放平台"存在，成员之间才能一起面对困难，一起分享喜悦，或化解愤怒，互相分享，表达感情。

（二）亲密的成员关系

成员间的关系，建立在对团队有贡献的感觉，以及信任成员和互相合作的强烈参与自觉心上。在参与团队时，成员共享进行共同作业的场地、参加照护的共同作业。当成员们试图审视照护内容的多元性时，便蕴含着潜在的能量。如果成员们能积极发挥这股能量，不但能提升所属团队的认知症照护品质，还能感染整个团队，让团队充满温馨和力量。

(三) 以明确的照护理念设定目标

为理念定义并不容易。在此要以认知症照护的伦理观、照护理念为本，构思照护方法与团队的发展方向，希望对患者和家属，乃至对照护团队和成员能产生理想的效果。以下为展望上述目标而定的行动方针。

认知症照护的理念（或基于理念的方针）：

(1) 对认知症患者的人本观、伦理观。

(2) 对认知症患者照护的希望与使命。

(3) 成员的行为规范。

(4) 对照护品质之期待。

(5) 照护的方法。

其中(1)(2)(3)属于照护的本质，(4)(5)则与运用方式有关。不过随着照护团队的经营模式和事业特性，入住患者的差异，成员的专业、职能、人数等，(4)(5)的内容也会有所不同。

要将依据理念立定的目标化为现实，应注重下列 5 项观点。

(1) 减少生活障碍。

(2) 让患者有尊严。

(3) 扩充日常生活的学习机会。

(4) 让患者与照护人员能有稳定安宁的居住环境。

(5) 基于合作(Collaboration)的活动。

（四）确立活动目标与合作成果

确立活动目标与合作成果，共享团队资源、团队照护模式、进度及照护方法等整体照护计划。另外，也可将焦点放在特定活动上进行改善。这能使成员注意到共同作业的进展程度，并使成员了解互相交换信息的必要性，同时应参加关于照护计划立案、实施、评估的案例研讨会议。若会议讨论的主题为患者人权相关议题，能使成员们共享对于提升技术水准的想法与观念。

二、团队照护应挑战的课题

（一）建构有弹性的组织

在 20 世纪 80 年代中期，团队医疗的想法是以主治医师为领袖，加上成员的圆形循环（图 7-1 左）。到了 20 世纪 90 年代，医学界发现如果患者或居民能有互相学习的场所，对于自我照护行为也会有所帮助。另外，通过团队合作模式，照护团队需要的领导能力也会随着个案的状况而变化，因此团队内任何专业成员都有发挥领导能力的必要（图 7-1 左、右）。甚至就已知经验，照护过程中很有可能还会遇到由患者、家属或义工发挥领导能力的场面[3]。

也就是说，比起在机构内采取封闭的（closed）、僵化的照护或服务，提供以患者（客户、使用者）为中心的照护，采取开放性的（openness）活动较容易发展出民主的、有主体性的照护过程，也较容易选择有效的照护方式。近来许多报告指出，将团队运营或照护现场开放让患者及家人所属的病友团体、家属团体，以及社区保健师或药师、居家照护员等所属组织来

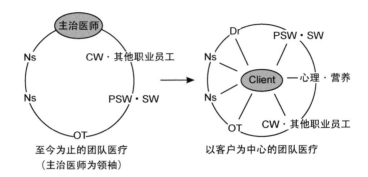

Dr (doctor)：医师　　　　　　　　　SW (social worker)：社工
Ns (nurse)：照护护理师　　　　　　CW (care worker)：照护员、护工
OT (occupational therapist)：职能治疗师　　　Client：当事人
PSW (psychological social worker)：精神医学社工

图 7 - 1　团队医疗结构的变化

参考：羽山由美子：支援照护的合作时代.International Nursing Review，22（5）：52（1999）

参观了解，会有较好的照护成果[4-8]。

　　团队照顾不可或缺的功能，是指根据患者"目前"的状况，判断什么样的照护比较好，保持执行工作时共同决策与信赖的功能。成员不受信赖的运营方式，往往使得团队陷入封闭状态，由干部主导僵化的照护。这样的团队只能说是业务执行团队，称不上是以团队模式合作执行的照护团队。

（二）团队成员的合作与对话

　　"合作"一词来自英文的"collaboration"。合作有各种各样的形式，定义也并未完全固定。我们在此依据龟口的定义[9]："在受人赋予的体系内外，立场各不相同的人，为共同的目标,于有限的时间内互相运用人力、物力,为协助解决面临的问题,展开对话与活动。"对团队照护而言,"合作"的意义包含以下各项:

(1) 即时且有弹性的团队工作方式

照护工作讲究能即时超越角色而弹性应对。核心观念为从平时的照护现场中,建立"合作"模式。

(2) 有效运用人力资源

对健康、生活问题的解决方案,大部分要跨越医疗、社福两个领域,各项因素盘根错节,一朝一夕难以完成。若要应对这个现状,必须由其他组织及一般市民或患者、家属与社区组织投入人力资源相互运用,甚至邀请其他职业团体参与。如果建立团队时,不能通过这些人员的对话,将专业、非专业人员的能力发挥到极限,那么就无法成立团队照护。

(3) 打破阻绝于学术领域及专职人员间的"隔阂"

一旦隔阂存在,彼此的执行成果与研究成果(知识)也将停止,这会使得不同专业间难以自由交流。合作是打破这种局面的好方法。唯有合作,才能跨越既有的组织,互相认同对照护的不同意见与方法并发现共同意义,增进对伙伴的信赖与敬意。

(三) 建立让团队成员互相学习的场合

如果仅为实现每个成员提升个人专业的愿望,大可容许团队成员拥有自由研究的权利。但如果能在成员的共识下,由成员亲自建立团队照护的学习社团[4],对个人、群组甚至团队都有益处。例如建立一套计划,使热心的照护者不再孤立无助，更能提升团队的专业性。

所谓学习社团，就是跨越既定的角色功能隔阂，以及各职业的业界规范，建立一个能互相学习的场合。一同从事上述这些活动的团体，就是所谓的学习社团。例如以分享记录的方式，针对特定课题互相学习的自由参加型组织就是一种学习社团。如果有学习社团存在，成员会容易获得反省自身照护行为的姿态、态度的机会，以及深度思考拥护人权与支持尊重自我的意义。在学习现场的对话，容易产生正面而肯定的沟通。因此，成员容易针对人物、方法，以及期望目标等问题，进行积极且具体的对话。

(四) 尊重不同职能、专业

大多数从事过团队照护的照护者，都有过明明是可以从患者的个别性去思考的问题，却始终无法以语言沟通的经历。要解决这个问题，就不能固执在自己的专业立场与角色，不能只把注意力放在各领域的专有名词以及遣词用字上，而是要关注"知道问题所在""了解自己的角色""确定可行/不可行的事情""理解对方"，也就是把注意力放在其他人是用什么样的语言在传递信息。在这种对话下产生的具体照护策略，能让团队共享成果，使每个成员都乐观进取，为提升个人专业而努力。

(五) 照护(照顾)团队的范围

长期以来，照护工作交由家人、亲戚进行，照护归外行人，医疗行为归给内行人。日本社福分为行政部门与执业部门。

在"社会福祉士及照护福祉士法(1987)"通过后,日本社会上多出了许多社福的从业人员。早在"21世纪医学医疗恳谈会(1996年,第2次报告)"(文部省)时,日本政府便规定照护相关的专门职业为社工师、护理师、照顾服务员、营养师、心理师、物理治疗师、作业治疗师、医师、牙医师、药剂师的总称。这种异业群组称作照护(照顾)团队,是专业的从业人士。这项观念直接沿用至今日的日本照护保险法中,作为对照护协助专门人员的任用制度范围规定。这项规定对于提升照护管理者素质的教育课程设计有相当大的影响。

(六) 团队的合作与调整

业界大致同意的"合作"定义,是为了照护潜在或临床的患者,衔接服务的既有项目与服务人才(心理、技术、知识)、服务的流通(组织、资金、规则、标准等)及社区资源和公共组织,通过细密的合作关系建立有用、有效率的照护服务机制[10]。所谓"合作"可视为与"建立网络"同等意义。"合作"还必须有适度协调照护措施的功能。

主要的协调(Coordination)功能有下列几项。

(1) 撷取信息与传达、调整:整理并协调照护团队"目前"处理信息的出处、内容、性质。

(2) 人力协调:为"目前"需求的专业性及各专业、各照护群组间角色分配、配置相关的工作。这项工作主要由团队领袖担任。团队领袖必须能理解团队成员的意见、心情、感受,具备协调团队活力的能力。

(3) 时间协调:"提供照护"的活动,在必要的时机,迅速地提供刚好需要的各项应对措施。

（4）场地协调：不仅为患者塑造环境，也为员工会议、例行会议、个案研讨会，或咨询室等所需场地进行协调。督导、评估"协调"后的"合作"成果。

（七）协调人员的角色

衔接患者与各机构及服务，使照护能够持续的人称作协调人员。主要工作有下列几项[5]：

（1）分辨外来冲击对组织及患者有益还是无益，阻止或减缓其影响。

（2）代表组织向外部相关人员寻求支持，促使组织容易被接受。

（3）为取得服务资源，积极对外交涉及负责分配。

第二节　家庭支持的功用

一、家庭照护能力与支持观点

（一）对家庭照护能力的看法

坊间对于家人的定义众多，这里要采用布施晶子[11]定义的"其成员以婚姻、血缘关系（含拟制血亲关系）结合的基础的社会集团。其基本功能为承担儿童社会化功能的基础领域，具有生活的相互保证功能，及家庭成员个性安定的功能"。

家庭的照护力，是将家庭原本具有的功能发挥在照护工作上。提供照护，简单来说是提供让家庭成员身心舒适，以及安详去世的照护力量。村濑[12]将期待家庭功能发挥的照护力量称作"家庭力",并指出"家庭力"具有矛盾的两面性。例如"促进成长、教育与撒娇、休憩""尊重家庭成员个性并认同其人格与促进社会化、以规范和习惯衡量""维持家庭成员间紧密的关系与成员间保持适当距离不妨碍自立",这种矛盾的力量就是所谓的家庭力。

和育儿不同的,照护老人的过程,容易发生许多问题。迈入高龄期的家庭成员各有其以往培养起的价值观,包含价值观在内的个性变化以及对事物的看法等远比育儿宽广。个别家庭成员可能会对彼此的看法差异感到困惑。亲属间意见不一和对立的严重性,以及关键人物的决断力软弱,会使得家人间难以达成统一的结论。

(二) 对家庭照护力的评估

对家庭照护力的评估,不能只平面的、条列式地看待家庭,而是要立体地考虑家人间、亲戚间的力量关系(表7-1)。评估观点的基准,要看家属间如何理解认知症这种疾病,或者如何面对抱病求生的认知症患者的痛苦,甚至应对行动的关键人物是谁,这个人对应到网络有什么样的特征等层面。

对家属的协助见表7-2,其中列举了许多值得所有照护者参考的项目。

二、家庭照顾的能量与极限

(一) 家庭间的沟通

家庭间的沟通过程是,"认知症患者与家属基于各自立场

表 7 - 1　家庭评估

- 家庭结构
- 家庭发展阶段
- 家属角色及势力关系
- 家属人际关系
- 家属沟通
- 家属面对精神压力的应对方法
- 家属的价值观
- 家属的适应力、问题解决能力
- 与亲戚及社区社会的关系、家庭资源
- 家属对疾病的看法、理解
- 家属的期待、希望
- 家属的自我照护行为及自我照护能力

表 7 - 2　照护者对家属的协助

1. 提供情绪上的支持
2. 家属教育
3. 转介、代理
4. 促进处理能力、处置行动
5. 协调、加强家庭关系
6. 调整角色
7. 运用亲戚及社区社会资源及社工协助
8. 促进达成发展课题
9. 培育家属照护能力
10. 对危机的协助
11. 加强自我照护

资料来源：野嶋佐由美,西冈史子：对有病患家庭的家庭照顾发展 International Nursing Review,23(2)：42(2000)

想理解对方"的过程,双方的沟通是借由时间共同性成立的。在与认知症患者沟通时,必须以患者的生活史和性格,综合推论认知症患者模糊的时间剖面,以串联意义的能力(解读力)维持沟通关系。解读力是探询"无法衡量"的现象,进行不断确认、解释,即使无法百分百了解,也能求出"说不定是……"

的行为,并非借此找出"真相就在这"的标准答案。我们可以认为,家庭就是学习这种"恰到好处"的解读力的场所。而照护者也能借由这种学习了解认知症患者照护的深奥之处,避免自己的能力退步。相对的,认知症患者则可以大幅依赖照护者的解读力,维持罹患认知症时的自我感觉。

(二) 习得自我照护技能

家属若能获得学习技能的机会,学习照护自身的能力,便有可能使照护工作更轻松。也就是说家庭照护者可以通过自我照护功能、沟通方式,获得对家庭关系变化的适应能力,提升照护质量(图 7 - 2)。

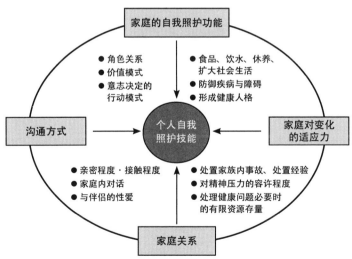

图 7 - 2 家庭的自我照护技能相关因素

资料来源:中岛纪子:最新保健学;流行病学 · 保健统计第 11 章.184,真兴交易医书出版,东京(2003)

认知症患者也是家庭的一员，如果能在与照护者的关系中习得某些自我照护技能，也有可能改善认知症特有的各种症状，同时还有可能延缓病情的进展。

（三）家庭照护的极限：互相依赖

自从引进照护保险制度后，照护更进一步社会化，机构照护和居家照护的协助者与家庭照护者之间有了更广泛的接触、渗透。

相对的，借由家庭照护优越性（所谓家庭神话：认为由家人照护是最好的方式）的问题个案，家庭照护的问题也渐渐浮现出来。近来，医学界开始议论在隔离于外界的封闭环境中，家庭支配关系的僵化有转移成暴力行为的危险性。

提供认知症照护时，必须整天盯着患者的行动，心里想的全是照护的事情，照护者往往会试图改变患者的不合理行为。在这种局面下，容易形成将对方列为属下，支配对方的照护关系。这对照护者是一种束缚，这种将照护工作封闭在双方僵化关系中的状况，在病理学中称为"相互依存（co-dependency）"。如果要结束这种关系，可以让照护者加入与其他照护者分享自己每天照护状况的"支持团体"。

三、家庭照顾者支持教育课程

在课程中，要结合"共享知识、信息""学习处置问题的技能""心理、社会的支持"3 个部分的内容。课程设计方案可以有以下几种。

（一）对认知症患者进行的课程

这类课程在日本几乎无人举办，但可能由于记忆门诊的普及，以及轻度认知症患者增加，另外照护者、家庭及社会的人权概念普及，日本社会开始意识到针对患者特地研发教育课程的必要性。另外，社会上也开始出现以恢复记忆为目的的记忆康复机构。

（二）以认知症患者为主的"病友团体"和以照护家庭为主的"家属团体"相互交流的课程

可以期待成果的内容有：

（1）获得正确的知识以减轻自责感和污名化（Stigma，对认知症无根据的歧视）。

（2）脱离社会孤立。

（3）与专业协助者持续接触以减轻负担以及适当介入。

（4）从家庭交流的密切对话中获得自信，恢复自尊心。

（5）互相学习处置技能，互相分享经验以提升应对能力及沟通能力等。

（三）利用居家照护服务

让家庭照护者有机会观察专职人员对待认知症患者的方法，也能使患者有机会重现在家庭中原本无望再见的完整人格。尤其在日间照护、团体家屋、疗养机构、小规模多功能服务等提供日常生活环境的地方，可以让认知症患者恢复自信。同时也能疗愈照护者，消除身心疲劳。这个正向循环有助于家庭照护者对自己的照护方式产生肯定，并且对患者的求生方式产生尊重。

参考文献

[1] Deborah Antai-Otong：Team Building in a Health Care Setting. American Journal of Nursing, 97(7)：48‑51(1997)

[2] Donald A. Schon(佐藤学,秋田喜代美译)：专家的智慧.198‑202,**ゆる み**出版,东京(2001)

[3] 羽山由美子：支援照护的合作时代.International Nursing Review,22(5)：49‑53(2000)

[4] 本间昭：统整回归,日本认知症照护学会志,2(2)：199‑203(2003).

[5] 藤本直规：地区认知症的早期发现、早期应对.日本认知症照护学会志.2(2)：204‑215(2003)

[6] 中矢晓美：与地区合作的团体家屋等措施介绍.总合照护,16(10)：39‑43(2006)

[7] 海鸟直美,冈田进一,白泽政和：对访问照护事业者之投诉相关研究；与服务提供体制及照护管理员之合作体制之关联.日本居家照护学会志,7(2)：75‑82(2004)

[8] 日本生命财团：第19回日生财团座谈会：与高龄社会共生.(2005.11.27)

[9] 龟口宪治：Collaboration；追求合作的临床知识.现代 esprit,419：5‑19(2002)

[10] 中岛纪惠子：多职能间合作的威胁与刷新.日本照护科学会志,19(2)：1‑7(1999)

[11] 布施晶子：现代家族文艺复兴.青木书店,东京(1992)

[12] 村濑嘉代子：家族力.教育与医学,47(6)：4‑11(1999)

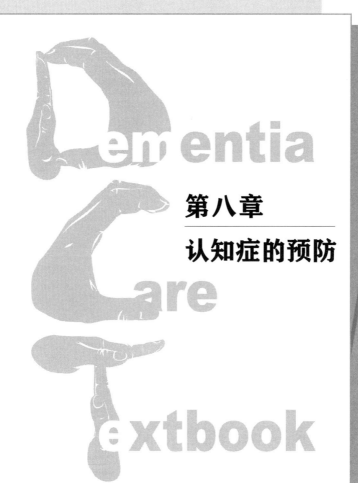

第八章

认知症的预防

第一节 认知症预防的意义

在本章中,要基于认知症预防的观点,介绍认知症发病前的轻度认知障碍以及筛检方法、发病的危险因子、预防机制、预防计划实施方法及社区实践案例等。

认知症与脑卒中、肌肉骨骼疾病等,并列为使患者陷入需照护状态的三大原因。另外,据调查,利用照护保险服务的人有半数罹患认知症。因此,认知症预防,在照护预防中占据核心的地位。认知症不仅对本人和家人的生活造成巨大负担,从社会角度来看,对医疗、照护造成的经济负担也很沉重。如果能够预防认知症,对个人对社会都是极其有益的。

然而,我们手上没有认知症的一次性预防根据或证据。产生这个状况的原因在于,占认知症大部分病因的阿尔茨海默病的发病原因与机制,医学界尚未完全了解。因此,对于认知症预防的根据、什么样的人该列为预防的对象、具体期待什么样的成果,都还没有明确的答案。不过,近年根据大量的流行病学调查,已经查明了阿尔茨海默病发病的危险因子,因此认知症预防的可能性也渐渐获得了大众的认可。

第二节　轻度认知障碍

一、什么是轻度认知障碍

　　从正常老化转变成认知症的过程中,认知功能已开始产生少许障碍,出现转化为认知症的前兆,称为轻度认知障碍(mild cognitive impairment,MCI)。关于轻度认知障碍,有许多研究人员下过多种定义,表 8 - 1 的老化相关认知衰退(aging-associated cognitive decline,AACD)是国际老年精神医学会的研讨委员会整理的轻度认知障碍诊断标准之一[1]。这项标准将认知功能的衰退分为记忆功能、学习功能、注意功能、思考功能、语言功能、视觉空间认知功能等项目,是从多种层面的认知领域进行判断的诊断标准。根据社区老年人为对象的研究[2]指出,如果只论记忆功能衰退,在社区老年人中只有 3.2％有衰退征兆。但如果以记忆/学习、注意、思考、语言及视觉空间认知这 5 项认知领域判断,有任意一种以上功能衰退的老年人则增加到 19.3％。另外,筛检后 3 年内的认知症转化率,如果仅以记忆功能衰退筛检,则有 11.1％转化成认知症。相反,以 5 种认知领域任意一种以上有功能衰退为筛检条件,则转化率增高至 28.6％。从这些资料来看,不以记忆障碍这种单一认知功能衰退为条件,而是将多个层面的认知功能衰退视为轻度认知障碍,更加能够预测患者转化为认知症的可能性。

表8-1 AACD 诊断标准(Levy,1994)

1. 由本人或可信赖的他人报告认知衰退现象。
2. 发病过程慢,持续 6 个月以上。
3. 认知障碍有下列任一领域的特征:
   (a) 记忆、学习;(b) 注意、集中;(c) 思考(如问题解决能力);(d) 语言(理解、选择词汇);(e) 视觉空间认知。
4. 依据相对健康个人同年龄和教育水平设立的量化认知评估(神经心理学的检查或精神状态评估)中出现异常结果。检查成绩较对照组平均至少低 1 个标准差以下。
5. 除外标准
   上列任一异常在 MCI 或认知症的诊断中都未达到充分程度。经身体检查、神经学检查以及临床检验,皆未发现脑功能衰退引起的脑部疾病、损伤、功能不全,抑或缺乏显示系统性疾病的客观证据。
   其他除外标准
   (a) 患有容易被误诊为认知障碍的忧郁症、焦虑症、其他精神疾病;(b) 器质性健忘症;(c) 谵妄;(d) 脑炎症候群;(e) 脑震荡症候群;(f) 使用抗精神病药物或中枢神经药物造成的持续性认知障碍。

二、转化为认知症前衰退的认知功能

　　转化为阿尔茨海默病时,会衰退的功能之一是情景性记忆,或是学习功能。根据追踪多位健康老年人转化为阿尔茨海默病过程的研究结果,要预测老年人将来是否有转变为认知症的风险时,可利用词语记忆与故事记忆等神经心理学检查。另外,与"分配性注意力"有关联的 TMT 形式 B 测验(寻找英文字母与数字互相连接的测试)、能反映言语功能的言语流畅性测试(让受测者自由联想动物名称和蔬果名称的测试),以及能反映抽象思考能力的 WAIS-R 测试(找出两个词汇的共通性)等,对于辨别可能转化为阿尔茨海默病的老年人都有一定的效果[3]。上述检查衡量的认知领域，包含了AACD 定义中的 5 项认知领域。因此若要以人为介入方式预防正常老年人转化为阿尔茨海默病，或者延迟发病的时间，那么应当设法刺激会反应在上述检查中的功能。尤其以外力介入的方式，刺激情景性记忆和分配性注意力、思考能力等较为合理。

认知症的诊断标准项目之一是"对社会生活或职业生活造成妨碍"，最能反映这方面状态的功能是执行功能。所谓执行功能，是设定行动目标、立定能顺利执行的计划、抽象化，以及控制行动管理能力。这种执行功能难以通过神经心理学的测验进行检查。或者说，执行功能比较能反映在如"能够自己查电话号码打电话""能够存提款、缴交房租和公共费用、计划家庭开销""能够自己定时定量服药""能够自行搭公交车、地铁或者驾车出门"等这类工具性日常生活功能之中。曾有人以上述 4 个项目，调查尚未被诊断为认知症的老年人与该年度认知症发病率的关系。结果发现，假设 4 个项目全部办得到的人发病危险程度为1，那么 4 个项目都无法做到的人，则有 318 倍的危险性[4]。在其他研究中也指出，一旦工具性日常生活功能有衰退的现象，认知症的发病率也就随之提高[5]。也就是说，刺激会反映在工具性日常生活功能的执行功能，可能有助于延迟认知症发病时间。

综合来说，如果要延迟阿尔茨海默病的发病时间，刺激在转化为认知症前会衰退的认知功能，即情景性记忆、分配性注意力、执行功能（计划力、思考力），可能会有一定的效果。

三、轻度认知障碍筛检

(一) 团体认知功能检查

在筛检轻度认知障碍时,可以利用团体认知功能检查用的五领域认知检查(Five cog)[6]。这种检查评估的是老年人的记忆、学习、注意、思考、语言、视觉空间认知等五项认知领域功能,以 65 岁到 84 岁的人进行标准化测验。这是一项依据年龄与教育程度调整过的标准,因此具有可信度与效度。如果在认知症预防计划的开始前与结束后个别实施检查,还可以当成评估干预效果的工具。在测验过程中,问题会以 DVD 或 VHS 影带播放,受测者依据提示将答案写在纸上。每次受测人数可从 1 人到 100 人,所需时间约为 40 分钟。

(二) 工具性日常生活功能(IADL)

如果需要比较简易且不花时间的筛检方法,可以让受测者回答他们的工具性日常生活功能(IADL)。如前所述,医学界认为工具性日常生活功能的衰退,与将来转化为认知症的可能性有正相关。日本东京老人总合研究所曾制作由 15 个项目构成的检测表(表 8 - 2),各项目若回答"可能"则获得 1 分,回答"不能"则获得 0 分,检测满分为 15 分[7]。另外,不同年龄层的筛检标准如表 8 - 3 所示[8]。

表 8 - 2　工具性日常生活功能（IADL）

《日常生活活动检测表》请回答在日常生活中，有没有办法完成下列行动。如果没有从事过某些项目，请想象自己是否能够完成，并填写答案。

1. 自己查电话号码,自己打电话	1. 可能	2. 不能
2. 担任领袖,企划或运营某些活动	1. 可能	2. 不能
3. 在某些团体担任顾问或会计	1. 可能	2. 不能
4. 一个人搭乘公交车或地铁,或者驾车外出	1. 可能	2. 不能
5. 一个人制订计划到陌生的地方旅游	1. 可能	2. 不能
6. 按时定量服用药物	1. 可能	2. 不能
7. 经手存款出纳、缴交房租或公共费用、计划家庭开支、管理家用	1. 可能	2. 不能
8. 购买日用品	1. 可能	2. 不能
9. 能自行填写、送出申请书	1. 可能	2. 不能
10. 能自行处置银行存款	1. 可能	2. 不能
11. 一个人填写年金或税金的申报书	1. 可能	2. 不能
12. 自己准备菜肴	1. 可能	2. 不能
13. 自己打扫环境	1. 可能	2. 不能
14. 整理衣物、餐具等	1. 可能	2. 不能
15. 写信或写文章	1. 可能	2. 不能

表 8 - 3　以 IADL 判断有轻度认知障碍可能性

65～69 岁	11 分以下
70～74 岁	10 分以下
75～79 岁	8 分以下
80～84 岁	7 分以下
85 岁以上	6 分以下

第三节 认知症发病的危险因子

认知症的预防工作,简单来说就是要尽可能减少认知症发病的危险因素。目前认知症的病因,大部分是阿尔茨海默病与血管性认知症。若能减少这些疾病的发病危险因子,也就能间接达到预防认知症预防的目标。

血管性认知症是脑血管疾病的后遗症,因此必须早期发现与预防脑血管疾病复发。医学界指出,脑血管疾病的危险因子,有运动不足、肥胖,摄取过量盐分、饮酒、抽烟、高血压、高血脂、糖尿病、心脏病、忧郁症等。

在阿尔茨海默病发病的危险因子(或者保护因子)方面,近年各项流行病学的研究结果显示,环境因素与发病极可能有密切关系。例如有报告指出,如果在中年时期有高血压、高血脂,则老年期更容易罹患阿尔茨海默病[9,10]。另外,有许多报告指出,受高等教育可以减低罹患阿尔茨海默病的风险[11]。此外,也有报告指出运动和饮食、益智活动等生活习惯,与阿尔茨海默病的发病有相当大的关联。

一、运动

关于运动,已有许多确定阿尔茨海默病的发病与运动习惯有关的流行病学研究报告。某一项以 4 615 名老年人进行 5 年追踪研究的报告指出,假设没有运动习惯的人阿尔茨海默病发病危险度为 1,而有高运动量(运动强度超过一般步行,

每周 3 次以上)的人危险度则为 0.5[12]。另外,每日步行距离
与阿尔茨海默病发病的关系研究结果指出,每日步行距离未
满 0.4 千米的人,和 3.2 千米以上的人做比对,相对危险度为
2.21[13]。这样的结果很可能是因为有氧运动促进了脑部血液
循环,产生降低高血压和高血脂的效果,控制了认知症的
发病。

二、饮食

与阿尔茨海默病发病相关,在饮食方面受到医学界瞩目
的是含有不饱和脂肪酸与具有抗氧化作用的食品。

鱼类中含有大量不饱和脂肪酸(如 DHA、EPA)。据调
查,假设每日食用 3.0 克以下鱼类的人群,其阿尔茨海默病发
病相对危险度为 1,而每日食用 18.5 克以上的人群其相对危
险度则为 0.3[14]。另外,有报告指出,假设每日食用 1 次鱼类
的人群,其阿尔茨海默病发病危险度为 1,几乎不食用鱼类的
人群危险度则为 5.29[15]。

蔬菜水果中含有的维生素 C、维生素 E、β 胡萝卜素具有
抗氧化作用。有报告指出,如果对比蔬菜水果中维生素 E 的
摄取量,摄取量多的人,其阿尔茨海默病的发病危险度只有摄
取量少的人的三成。[16]

另外,对于含有具抗氧化作用的多酚的葡萄酒,在与阿尔
茨海默病发病关联性方面也有许多令人深思的报告。某项报
告指出,以葡萄酒摄取量中等(每日饮用 3～4 杯,每日共
250～500 mL)的人群为标准,若完全不饮用葡萄酒的人群其
阿尔茨海默病发病危险度为 1,则其相对危险度为 0.28[17]。

另外,又有报告指出,与完全不喝葡萄酒的人相较,每周饮用 1
次以上的人发病危险度为 0.49[18]。

三、益智活动

有许多报告指出,益智活动的习惯与抑制阿尔茨海默病
发病有关联。在某一项长达四五年的追踪研究中,根据收看
电视、收听广播、阅读报纸杂志书籍等,以及从事纸牌/象棋等
游戏,逛博物馆等 7 项活动的频率(5 阶段评分),探讨与阿尔
茨海默病发病的关系[19]。研究结果显示,活动频率的得分每
增加 1 分,阿尔茨海默病发病的相对危险度就会下降 33％。
另外,阅读文章、进行象棋等游戏、演奏乐器、跳舞等,可以降
低认知症或阿尔茨海默病的危险度[20]。另外,一份以同卵双
胞胎老年人为对象的研究指出,若老年人从二十几年前起便
从事益智的、文化的活动(阅读文章、收听广播、收看电视、拜
访亲友、文化活动等),并且频率较高,则有助于减低女性的阿
尔茨海默病发病危险度[21]。

四、社会网络

对于与他人的联系,即所谓的社会网络与阿尔茨海默病
发病的关系,也有许多令人深思的研究结果。在某一份以日
本人为对象的研究中,将“不写信也不打电话”“不探访亲友”
“鲜少外出”“缺乏社交性”“没有朋友来访”等社会网络行为视
为阿尔茨海默病的危险因子[22]。有一项对 1 203 名 75 岁以
上健康老年人进行的 3 年追踪研究,研究社会网络与认知症
发病的关系并提出研究结果[23]。报告中指出,社会网络紧密

的人群，即已婚且与人同住、有子女且每天或每周与子女充分接触、有亲戚或朋友，每天或每周与其充分接触，能满足上述 3 项条件的人群中，每 1 000 人的认知症发病率为 19 人。相对的，没有满足这 3 项条件，即未婚且独居、无子嗣、没有关系亲近的人，这种缺乏社会网络的人群中，每 1 000 人的认知症发病率为 156.9 人。这项研究虽然并未针对阿尔茨海默病，但认知症的病因大部分为阿尔茨海默病，因此我们可以认为社会网络会影响到阿尔茨海默病的发病。

第四节　认知症预防的机制

通过上述对认知症发病相关危险因子的研究成果可知，若要延迟或抑制阿尔茨海默病的发病，可以从生理的措施和认知的措施两方面着手。生理的措施，是通过运动和摄取蔬果、鱼类和葡萄酒，维持脑部生理状态良好，设法达成预防认知症的效果。另一项认知的措施，是指要提高益智活动以及与人接触的频率，或者刺激情景性记忆和分配性注意力及执行功能（计划力、思考力）等认知功能，设法强化脑神经网络。

医学界认为，长期的健康活动可以有效地预防阿尔茨海默病。根据最近的研究报告指出，早在阿尔茨海默病发病的数十年前起，脑部便已经开始累积"淀粉样斑块"。即在发病前，脑部便有长期的病理性变化。因此，长期将健康活动习惯化，可以尽可能抑制淀粉样斑块对脑部的影响，延迟认知症发病的时期。

第五节 认知症预防计划从成立到
自主化的过程

2006 年在日本施行的照护保险制度中，认知症预防计划是地区支援事业的一部分。以下将介绍在地区支援事业中实施认知症预防计划的基本流程。

一、设定目标

首先要明确了解实施认知症预防计划的目标。如果能利用调查资料，确实掌握地区的认知症发病率和工具性日常生活功能、运动习惯、知性活动习惯等现状，就容易设定目标。如果不仅是短期目标，还能顾及数年后的发展，那么设定中、长期目标会更理想。设定的目标，例如 1 年后要让地区的老年人××％有健走的习惯，3 年后地区整体的认知症发病率要减少到××％*。

二、制定计划

一旦决定目标，就要以年为单位制定数年内的实施计划。例如在何时要举行教育宣传活动、对象是谁、要建立多少个什么样内容的专案、需要多少支援专案的人才、什么时候要评估效果等。计划内容要尽可能具体，如此才可根据计划推动预算案。

---

* 无具体数字，日本各地比例不同。

（一）认知症预防的对象是谁

也许有人认为，要推动预防政策工作，只要把高风险人群都包括进来，就能有效地达到目标。可是在预防认知症时，对象不限于有轻度认知障碍的人，而是包括健康老年人在内，以地区的全体老年人为对象，才能期待政策介入的效果。理由之一为阿尔茨海默病的发病机制，阿尔茨海默病据研究早在发病的数十年前起，脑部就已经开始累积"淀粉样斑块"，是一种长期的病理变化。因此，考虑到"淀粉样斑块"累积较少的时期，即脑部可塑性还算高的健康人群，以地区全体老年人为预防对象，较能期待政策介入的效果。另一项理由在于，为了尽可能抑制"淀粉样斑块"对脑部的影响，即使在政策介入后，没有专家或协助者管理的状况下，老年人也有必要独立长期维持健康活动。但是如果整个政策对象都是有轻度认知障碍的人，那么即使政策介入可能还是难以自主维持健康活动。因此，认知症的预防政策，会以包含健康老年人在内的地区全体老年人为对象。

（二）要实施什么样内容的专案

如果目的是预防认知症，那么应该实施预期能延迟、抑制认知症发病的专案活动。基于与认知症发病相关危险因子的研究，以及轻度认知障碍时期衰退的认知功能研究成果，以有氧运动习惯化为目标的专案，以及让刺激情景性记忆、分配性注意力、计划力、思考力等知性活动习惯化为目标的专案，应该更能发挥预防认知症的效果。

另外，要预防阿尔茨海默病，以长期固定的健康活动较为有效,因此必须提出让老年人喜欢的、有兴趣的活动内容。例如,有许多老年人列举出健走、旅行或操作电脑等,作为今后想尝试的活动内容[24]。

三、培育人才

如果能培育认知症预防计划的推动者(Facilitator),能有益于其后的地区活动推广。推动者主要承担促进组织成员将健康活动习惯化的角色,同时又负责经营组织,使成员间建立信赖关系,能够长期运作。为了实现以上目标,推动者必须有下列的态度。

(一)知情选择原则

推动者能够提供必要信息,协助成员将预防认知症效果的行动习惯化。而选择信息,决定是否实施行动的是成员本身(知情选择 informed choice)。为了让行动习惯化,必须由本人主动选择行动,自己决定目标、制定实行计划。另外,为了促进团队运作,使成员之间建立信赖关系,推动者必须协助成员间沟通,让成员自行做决定。因此,推动者不能将自己的期待或价值观强加在成员身上,必须抱持着提供预防认知症必要的知识后,尊重成员自主决定的态度。

(二)支持成员循序渐进达成目标

将运动和知性活动习惯化,对于到目前为止没有这种习惯的人来说,是一个高难度的目标。刚开始应该从较小的目标开始,等达成目标后再找一个稍微高难度的目标,完成一个目标后，再给一个新的目标。推动者要支持成员以循序渐进的方式达成最终目标，重点在于让成员带有"这个程度的目标的话，我办得到"的自我成就感（self-efficacy）。

四、教育宣导

以地区居民为对象不断举办演讲和研习会，使地区居民学习认知症的预防知识，以及了解到认知症是可预防的观念。让地区居民知道认知症病情进展过程中，脑部发生了什么样的反应，有哪些因素会促进或延迟病情发展，又是以什么样的形式影响，等等。另外，要让大众知道，有哪些原理让人认为认知症是可预防的。

五、实施专案

（一）征募、决定参加者

在演讲会和说明会中，从已理解认知症预防计划的目的、内容的居民中，募集愿意参加专案的成员。为了让民众能率先参加活动，最初加入活动的动机相当重要，因此可以让民众选择自己有兴趣的专案。另外，从募集的阶段起，就让参与的民众了解专案是以能持续自主活动为目标，会有助于今后活动进行的自主化。视需要在现场进行筛检用的测验与问卷调查。

（二）实施专案

专案目标是使民众培养运动和知性活动的习惯。在初期阶段，由推动者提供协助。

1. 健走专案范例

健走专案的目标,是让参加者在日常生活中养成快步走路的习惯。在专案的最初阶段,为了让参加者知道平常自己走路有多快,可请参加者佩戴计步器,记录步数与快走时间。接着由参加者自己制定一个可能达成的目标并实行,在专案中互相报告步行记录。每 3 周更新一次目标,循序渐进达成最终目标。

2. 益智活动专案(烹饪专案)范例

烹饪专案的目标,是通过让参加者构想新的菜肴并试作,使参加者养成在日常生活中使用情景性记忆、分配性注意力、计划力的习惯。在专案过程中,首先应决定烹饪的主题,并构思菜色。例如主题是"使用沙丁鱼的菜肴",参加者就必须顺着这项主题构想新的菜肴、制作食谱。为了共同试作菜肴,参加者必须建立计划,思索材料采购、烹饪过程、必要的工具与业务分配等问题。等到试作结束后,设法改善食谱,制作食谱集。

六、专案自主化

当学会预防认知症的运动与益智活动的方法,确实养成习惯后,成员要脱离推动者的协助,自主持续进行活动。为了确保自主化后的活动场所与活动资金,成员之间须自行讨论决定。

七、效果评估

从预防认知症的观点,进行短期、中期、长期评估,了解在计划阶段时设定的目标是否已经达成。以下将根据健康活动推广范例的执行与评估模式（PRECEDE-PROCEED model）[25]，说明过程评估、影响评估、结果评估范例。

（一）过程评估

评估宣传活动与培育人才、专案实施等项目是否依照计划进行。

（1）教育宣传：评估有多少居民参加演讲或研习会。

（2）培育人才：评估已经培育多少名推动者。

（3）实施专案：评估认知症预防计划是否按照计划进行。

（二）影响评估

通过问卷调查，评估参加认知症预防计划的成员的想法和行动是否有变化。

（1）参加者养成了多少运动习惯。

（2）参加者培养了多少程度的益智活动习惯。

（3）参加者在专案中出席率大约多少。

（4）参加者是否认同专案效果。

（5）参加者是否有持续专案的自信。

（6）地区居民对于认知症预防计划的理解度大约如何。

（三）结果评估

评估实施认知症预防计划后，是否达成最终目标。

（1）参加者的认知症发病率大约是多少。

（2）参加者的工具性日常生活功能是否能够维持。

（3）参加者是否能维持认知功能。

（4）实行认知症预防计划的地区之认知症发病率和工具性日常生活功能是否有所变化。

八、扩大专案实行地区

当专案自主化之后，要建立新的专案，设法在地区有组织地推动。如果同时能推行下列措施，会有利于拓展地区的认知症预防活动。

（一）由参加者从事认知症预防相关宣导工作

提供机会让体验过专案的参加者，自行向其他居民传达专案的意义与效果。例如，举办介绍活动内容的发布会，或者在演讲会和座谈会请民众分享活动经验。

（二）为推动认知症预防活动而组织化

如果有1个以上的专案组织，将这些组织整合扩大，将更容易在地区普及，使预防计划更能发挥力量。将推动者或计划协助者组织化，也可期待同样效果。

第六节　地区认知症预防计划实践案例

一、实施专案状况与效果

依照上述流程实行认知症预防计划的单位，光东京都内就有15个以上（2006年3月时）。其中最初在地区采行认知症预防计划的丰岛区，在计划开始的1年后对专案进行成果评估。结果发现，若将参加电脑、烹饪、园艺、旅行等益智活动专案的人群，与未参加的人群相较，其情景性记忆和分配性注意力的检查成绩有所进步，可见参加计划有其意义存在[26]。在研究认知症预防的政策介入时，最终成果必须以认知症发病率显示。虽然这项结果无法直接显示有预防认知症的成效，但相信其中蕴含着某些可能性。

二、自主化后的地区发展

丰岛区推行认知症预防计划，在专案活动开始 1 年后，由参加者建立组织，通过认知症预防活动回馈地区[26]。活动初期成员人数只有 80 人左右，后来增加到 180 人以上，活动范围扩及整个丰岛区。活动内容包含电脑、烹饪、园艺、旅行、太极拳等。关于回馈地区部分，园艺类的成员会义务到地区小学和公园整理花坛，电脑类的成员也会义务指导小学生和老年人的电脑技能等。

能够达成这种以居民为主的组织计划成果，是因为参与专案的人也能感受到活动的意义和效果所致。另外，从事自己感到有趣的事情，还能为地区贡献心力，也是使他们持续进行活动的原动力。

参考文献

[1] Levy R：Aging-associated Cognitive Decline. International Psychogeriatrics, 6：63 – 68(1994)

[2] Ritchie K, Sylvaine A；Jacques T et al：Classification criteria for mild cognitive impairment；A population-based validation study. Neurology, 56：37 – 42 (2001)

[3] Rentz DM, Weintraub S：Neuropsychological detection of early probable

Alzheimer's disease. In Scinto LFM, Daffner KR eds. Early Diagnosis and treatment of Alzheimer's disease. Totowa, New Jersey: Humana Press, 169 – 189(2000)

[4] Barberger-Gateau P, Fabrigoule C, Rouch I, et al.: Neuropsychological correlates of self-reported performance in instrumental activities of daily living and prediction of dementia. Journals of Gerontology Series B: Psychological Sciences and Social Sciences, 54(5): 293 – 303(1999)

[5] Petersen RC, Smith GE, Waring SC, et al.: Mild cognitive impairment: clinical characterization and outcome. Archives of neurology, 56(3): 303 – 308(1999)

[6] 矢冨直美: five cog 检查手册.东京都老人总合研究所认知症介入研究群, (2006)

[7] 矢冨直美: 地区型认知症预防手册.(铃木隆雄·大渕修一监修)指导者的照护预防完全手册,90 – 114,财团法人东京都老年人研究·福祉振兴财团,东京(2004)

[8] 矢冨直美: 认知症予备军·轻度认知症的早期发现调查结果.平成 15 年度认知症预防对策事业报告书,9 – 30,福岛县保健福祉部,福岛(2004)

[9] Kivipelto M, Helkala EL, Laakso MP, et al.: Midlife vascular risk factors and Alzheimer's disease in later life: longitudinal, population based study. British Medi-cal Journal, 322: 1447 – 1451(2001)

[10] Launer LJ, Ross GW, Petrovitch H, et al.: Midlife blood pressure and dementia: the Hpnolulu-Asia aging study. Neurobiological Aging, 21: 49 – 55 (2000)

[11] Friedland R: Epidemiology, education, and the ecology of Alzheimer's disease. Neu-rology, 43: 249 – 262(1993)

[12] Laurin D, Verreault R, Lindsay J, et al.: Physical activity and risk of cognitive impairment and dementia in elderly persons. Archives of neurology, 58: 498 – 504(2001)

[13] Abbott RD, White LR, Ross GW, et al.: Walking and dementia in physically capable elderly men. Journal of American Medical Association, 292: 1447 – 1453(2004)

[14] Kalmijn S, Launer LJ, Ott A, et al.: Dietary fats intake and the risk of incident dementia in the Rotterdam study. Annals of neurology, 42: 776 – 782(1997).

[15] Barberger-Gateau P, Letenneur L, Deschamps V, et al.: Fish, meat, and risk of dementia: cohort study. British medical journal, 325: 932 – 933(2002)

[16] Morris MC, Evans DA, Bienias JL, et al.: Dietary intake of antioxidant

nutrients and the risk of incident Alzheimer disease in a biracial community study. Journal of American Medical Association, 287：3230 - 3237(2002)

[17] Orgogozo JM, Dartigues JF, Lafont S, et al.：Wine consumption and dementia in the elderly：a prospective community study in the Bordeaux area. Revue neurolo-gique, 153：185 - 192(1997)

[18] Lindsay J, Laurin D, Verreault R, et al.：Risk factors for Alzheimer's disease：A prospective analysis from the Canadian study of health and aging. American journal of epidemiology, 156：445 - 453(2002)

[19] Wilson RS, Mendes De Leon CF, Barnes LL et al.：Participation in cognitively

[20] stimulating activities and risk of incident Alzheimer disease. Journal of American Medical Association, 287(6)：742 - 748(2002)

[21] Verghese J, Lipton RB, Katz MJ, et al.：Leisure activities and the risk of dementia in the elderly. The New England journal of medicine, 348：2508 - 2516(2003)

[22] Crowe M, Andel R, Pedersen NL, et al.：Does participation in leisure activities lead to reduced risk of Alzheimer's disease?；A prospective study of Swedish twins. Journals of Gerontology. Series B, Psychological sciences and social sciences, 58(5)：249 - 255(2003)

[23] Kondo K, Niino M, Shido K：A case-control study of Alzheimer's disease in Japan-significance of life-styles. Dementia, 5：314 - 326(1994)

[24] Fratiglioni L, Wang HX, Ericsson K, et al.：Influence of social network on occur-rence of dementia；a community-based longitudinal study. Lancet, 355：1315 - 1319(2000)

[25] 练马区认知症预防对策老年人生活实态调查报告书.练马区役所,东京(2006)

[26] Green LW, Kreuter MW：Health promotion planning：An educational and environ-mental approach.1991：神马征峰,岩永俊博,松野朝之他(译)：照护展示活动；PRECEDE-PROCEED 模型的活动推展.医学书院,东京(1997)

[27] 矢冨直美：从丰岛案例中可以学到什么. Gerontology, 15(1)：59 - 64(2003)